爱心帖

专家提示

癫痫是一种慢性脑部疾病，经治疗后，大多数病人的发作症状都能得到控制，其中相当多的病人可以治愈。癫痫病友应树立强烈战胜疾病的信心，克服自卑心理；建立良好、规律的生活习惯；坚持按医生要求服药，不可随意漏药、减药；避免到有潜在危险的地方；避免熬夜、过度疲劳；避免饮用咖啡、茶、酒等容易使人兴奋的饮品，保持精神愉快、心情舒畅。

癫痫病人如超过5分钟发作仍未停止者，应及时送至医院急诊处理；避免近亲结婚；不宜做剧烈运动。

《专家诊治癫痫》

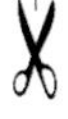

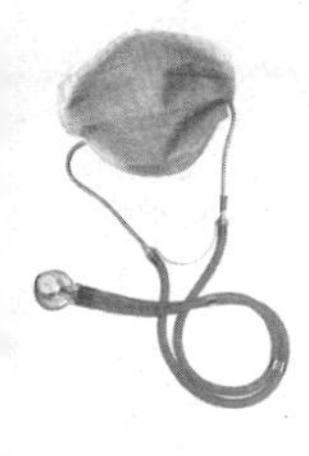

挂号费丛书 **升级版**

姓名		性别		年龄		就诊卡号	

专家诊治
癫痫

科别	神经科	日期		费别	

管阳太　主编

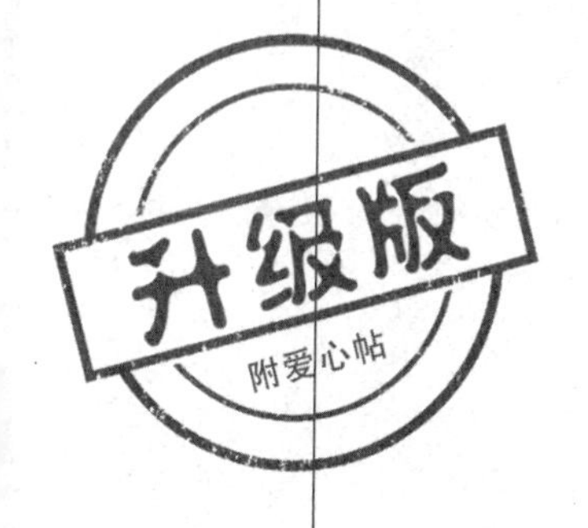

药价	

上海科学技术文献出版社

图书在版编目（CIP）数据

专家诊治癫痫 / 管阳太主编．—上海：上海科学技术文献出版社，2012.8
ISBN 978-7-5439-5421-2

Ⅰ．①专… Ⅱ．①管… Ⅲ．①癫痫—诊疗 Ⅳ．①R742.1

中国版本图书馆 CIP 数据核字（2012）第 096994 号

责任编辑：胡德仁
美术编辑：徐　利

专家诊治癫痫
管阳太　主编
*
上海科学技术文献出版社出版发行
（上海市长乐路 746 号　邮政编码 200040）
全 国 新 华 书 店 经 销
昆山市亭林彩印厂有限公司印刷
*
开本 850×1168　1/32　印张 6　字数 134 000
2012 年 8 月第 1 版　2016 年 3 月第 2 次印刷
ISBN 978-7-5439-5421-2
定 价：15.00 元
http://www.sstlp.com

专家诊治癫痫

主　编　管阳太
副主编　郝　勇
作　者　毛晓薇　李世旭
　　　　吴雄枫　万志文
　　　　谢　冲　陈　蕾

总序

随着人们物质文化生活水平的提高，一旦生了病，就不再满足于“看病拿药”了。病人希望了解自己的病是怎么得的？怎么诊断？怎么治疗？怎么预防？当然这也和疾病谱的变化有关。过去，患了大叶性肺炎，打几针青霉素，病就好了。患了夜盲症，吃些鱼肝油丸，也就没事了。至于怎么诊断、治疗，怎么预防，人们并不十分关心。因为病好了，没事了，事过境迁，还管它干嘛呢？可是现代的病不同了，许多的病需要长期治疗，有的甚至需要终生治疗。许多病不只需要打针服药，还需饮食治疗、心理调适。这样，人们自然就需要了解这些疾病的相关知识了。

到哪里去了解？当然应该问医生。可是医生太忙，有时一个上午要看四五十位病人，每看一位病人也就那么五六分钟，哪有时间去和病人充分交谈。病人有困惑而不解，自然对医疗服务不满意，甚至对医嘱的顺从性就差，事实上便影响了疗效。

病人及其家属有了解疾病如何防治的需求，而门诊的医生爱莫能助。这个矛盾如何解决？于是提倡普及医学科学知识，报刊、杂志、广播、电视都常有些介绍，对一般群众增加些防病、治病的知识，当然甚好，但对于患了某病的病人或病人的家属而言，就显得不够了，因为他们有很多很多的问题要问。把与某一疾病相关的知识汇集成册，是一个好主意，病人或家属一册在手，犹如请来了一位家庭医生，随时可以请教。

上海科学技术文献出版社有鉴于此，新出一套“挂号费丛书”。每册之售价约为市级医院普通门诊之挂号费，故以名之。“挂号费丛书”尽选常见病、多发病，聘请相关专家编写该病的来龙去脉、诊断、治疗、护理、预防……凡病人或家属可能之疑问，悉数详尽解述。每册10余万字，包括数百条目，或以问诊方式，一问一答，十分明确；或分章节段落，一事一叙一目了然。而且作者皆是各科专家，病人或家属所需了解之事他们自然十分清楚，所以选题撰稿，必定切合需要。而出版社方面则亦在字体、版式上努力，使之更能适应各阶层、各年龄之读者需要。

所谓珠联璧合，从内容到形式，“挂号费丛书”确有独到之处。我相信病人或家属读了必能释疑解惑，健康的人读了也必有助于防病强身。故在丛书即将出版之时，缀数语于卷首，或谓之序，其实即是叙述我对此丛书之认识，供读者参考而已。不过相信诸位读后，必谓我之所言不谬。

复旦大学附属中山医院内科学教授

上海市科普作家协会理事长

杨秉辉

目录

总序

患了癫痫主要有哪些症状

目录

患了癫痫需进行哪些项目诊断检查

目录

医生对癫痫病人会进行哪些诊断治疗

目录

目录

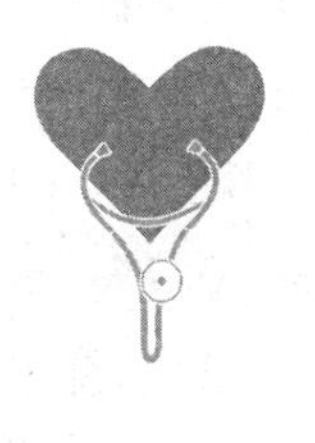

患了癫痫主要有哪些症状

姓名 Name ____________ 性别 Sex ______ 年龄 Age ______

住址 Address ____________

电话 Tel ____________

住院号 Hospitalization Number ____________

X 线号 X-ray Number ____________

CT 或 MRI 号 CT or MRI Number ____________

药物过敏史 History of Drug Allergy ____________

癫痫，俗称“羊癫风”、“羊角风”，是一种古老的疾病。早在2200年前的《黄帝内经》中就有记载，“癫”即癫狂，表示发作时的意识障碍；“痫”即抽搐，表示发作时的痉挛状态。人们对这种疾病并不陌生，该病发病率高且发作形式较为特殊，是被病人及家属、非神经专科医务人员，甚至整个社会误解最多的疾患之一。帮助病人及其家庭，甚至全社会走出癫痫认识的误区，让病人摆脱心理阴影，融入社会，对提高生活质量有很大的帮助。

癫痫是一种常见病，流行病学调查显示，发病率为0.5%~0.7%，全国有650万~910万病人。癫痫可见于各个年龄组，青少年和老年人是癫痫发病的两个高峰年龄段。癫痫都是有病因的，但限于对癫痫病因认识的局限性，有些病因人类已知，有些病因还在探索中。前者称为症状性或继发性癫痫，后者称为“原发性癫痫”又称为“特发性癫痫”。

病人发生抽搐就是患了癫痫病吗

抽搐是癫痫的主要症状之一，但不是癫痫病的独有症状，也不是所有的癫痫病人都有抽搐。有的病人发病时仅有感觉、行为、精神等异常，无肢体抽搐，但他们是癫痫病人。其他疾病也可引起抽搐，如癔症抽搐、低钙抽搐、小儿高热惊厥、低血糖惊厥等，不属癫痫病范畴。因此抽搐不一定都是癫痫病所致。同时，有些类型的癫痫病人没有抽搐症状，如失神发作、颞叶癫痫、腹型癫痫、头痛型癫痫等。不能把抽搐与癫痫等同起来。

何谓癫痫

现在较为公认的定义是：癫痫是一种疾病和综合征，以脑部神经元反复突然过度放电所致的间歇性中枢神经系统功能失调为特征。它是一种起源于大脑，并反复发作的运动、感觉、自主神经、意识和精神状态不同程度障碍的疾病和综合征。这个定义概括了癫痫症状的复杂性，更概括了癫痫的两个基本特征，即反复性和发作性。所谓反复性，是指第一次发作后，间隔一段时间，又出现第二、第三次以至多次发作。即使是最常见的抽搐，如果只发生一次，也不具备反复性，因此不能诊断为癫痫。所谓发作性，是指症状突然出现，又突然中止。也许有人曾见过有的病人正在行走或吃饭时突然倒地抽搐，过一段时间后又恢复正常。还有一些患有腹型癫痫的儿童在玩得正高兴时突然剧烈腹痛、啼哭不止或倒地不起，几分钟或几十分钟后症状完全消失又继续玩耍。不论癫痫的症状多么复杂，必须具备反复性和发作性这两个特征。这也是诊断癫痫的重要依据。

患了癫痫有哪些特征

癫痫有两个特点，即脑电图上的痫样放电和癫痫的临床发作。癫痫的临床发作又有两个主要特征：

① 共性：是所有癫痫发作都有的共同特征，即发作性、短暂性、重复性、刻板性。发作性指癫痫突然发生，持续一段时间后迅速恢复，间歇期正常；短暂性指病人发作持续的时间非常短，数秒、数分钟，除癫痫持续状态外，很少超过 5 分钟；重复性指癫痫有反复发作的特征，仅发作一次不能轻

易地诊断为癫痫;刻板性指同一位病人,多次发作的临床表现往往相似。

② 个性:即不同类型癫痫所具有的特征,是一种类型的癫痫区别于另一种类型的主要依据。如全身强直-阵挛性发作的特征是意识丧失、全身强直性收缩后有阵挛的序列活动;失神发作的特征是突然发生、迅速终止的意识丧失;自动症的特征是伴有意识障碍的,看似有目的,实际无目的的行动。发作后遗忘是自动症的重要特征。

中医学认为癫痫发作有哪些症状

① 起病前常有惊吓史,发作时惊叫、吐舌、急啼、神志恍惚、面色时红时白、坐立不安、如人将捕之状、四肢抽搐,痰黏稠,称惊痫。

② 发作时痰涎壅盛、喉间痰鸣、瞪目直视、神志恍惚、状如痴呆、失神,或仆倒于地,手足抽搐不甚明显,或局部抽动,智力逐渐低下,称痰痫。

③ 发作常由外感高热引起,发作时突然仆倒,神志不清,颈项及全身强直,继而四肢抽搐,两目上视或斜视,牙关紧闭,口吐白沫,口唇及面部色青,是风痫。

④ 发作时头晕眩仆、神志不清、单侧或四肢抽搐、抽搐部位及姿态较为固定、头痛或头晕、大便干硬如羊屎,是淤血痫。

⑤ 缓解期癫痫发作日久、面色萎黄、头晕乏力、痰多泛恶、纳谷不香、大便溏薄,是脾虚痰蕴证。癫痫反复发作、迁延难愈、头晕目眩、腰膝酸软、记忆力差,是肝肾阴虚证。

癫痫发作时神志会丧失吗

绝大部分癫痫病人发作时都伴有神志丧失。但有些类型的癫痫，如局限性发作、肌阵挛癫痫等病人发作时意识清楚。因此，不能因为病人发作时神志清楚，就否认癫痫的诊断，以免贻误治疗。

癫痫发作与抽搐动作有关吗

癫痫的大发作和小发作都属全身性发作。大、小发作不是按抽搐动作幅度大小区分的。大发作有全身四肢的抽搐；典型小发作仅有短暂的（一般不超过 1 分钟）的意识丧失，没有抽搐动作。有些病人或家属把没有抽搐形式的发作都认定是非癫痫发作，显然是不确切的。

何谓原发性癫痫

在西医术语中，对一些找不到病因的疾病，常冠以“原发性”一词，如原发性高血压。癫痫也不例外，对现在还不能找到病因的癫痫病人所患癫痫称为“原发性癫痫”，又称为“特发性癫痫”。随着科技的不断进步，如 CT、磁共振应用于临床之后，发现这些所谓的“原发性癫痫”是由于一些很小的良性肿瘤、脑梗死、先天畸形或外伤性瘢痕所引起，因此原发性癫痫的比例日趋缩小。临床目前倾向将高度怀疑有致病灶，但头颅 CT 及磁共振检查显示不出脑部结构异常的癫痫称为隐源性癫痫。原发性癫痫多有自己的特点，如遗传倾向比较明显，大多起病于青少年，发作类型大多是强直－阵挛发作（大发作）和失神发作（小发作），这类癫痫又称为遗传性或家族性癫痫，应用抗癫痫药物后较易控制等。

何谓继发性癫痫

所谓继发性癫痫是指继发于其他疾病（如多种脑部疾病或代谢异常）的癫痫，即由其他疾病引起的癫痫，又称为“症状性癫痫”，占整个癫痫的30%~40%。与原发性癫痫一样，继发性癫痫也有自己的特点。大多起病于青壮年之后，发作类型大多是局限性发作和精神运动性癫痫，在病因去除之前，应用抗癫痫药物不易控制等。

癫痫疾病有哪些分类方法

癫痫的临床表现复杂多样，曾有多种分类方法，如按病因可分为原发性和继发性；按发病形式可分为全身性和部分性；按发作频率可分为孤立性、反复性、持续性；按对药物治疗效果分为难治性和非难治性等。目前，应用最广泛的分类是国际抗癫痫联盟 1981 年和 1989 年，分别提出的癫痫发作和癫痫综合征的分类。

1. 1981 年癫痫发作的国际分类

Ⅰ. 部分性发作

单纯部分性发作；

复杂部分性发作；

部分继发全身性发作。

Ⅱ. 全身性发作

失神发作；

强直性发作；

阵挛性发作；

强直－阵挛性发作；

肌阵挛性发作；

失张力性发作。

Ⅲ. 不能分类的发作

2. 癫痫与癫痫综合征的国际分类（国际抗癫痫联盟，1989 年）

Ⅰ. 与部位有关（局灶性、局限性）

与发病年龄有关的特发性癫痫；

伴中央－颞部棘波的良性儿童癫痫；

伴有枕叶阵发性放电的儿童癫痫；

原发性阅读性癫痫。

症状性

颞叶癫痫；

额叶癫痫；

顶叶癫痫；

枕叶癫痫；

持续性部分性癫痫；

有特殊诱导模式的症状性癫痫。

隐源性，要确定

发作类型；

临床特征；

病因；

解剖部位。

Ⅱ. 全身性癫痫

与年龄有关的特发性全身性癫痫；

良性新生儿家族性惊厥；

良性新生儿惊厥；

婴儿良性肌阵挛性癫痫；

儿童失神发作；

青少年失神发作；

青少年肌阵挛性癫痫；

唤醒时伴有全身强直－阵挛性发作的癫痫；

其他全身性特发性癫痫；

特殊活动诱导的癫痫。

隐源性或症状性癫痫

婴儿痉挛征；

伦—格(Lennox－Gastaut)综合征；

肌阵挛－起立不能性癫痫；

肌阵挛失神发作性癫痫。

症状性全身性癫痫

无特殊病因；

早发性肌阵挛性脑病；

伴有爆发抑制的早发性婴儿癫痫性脑病；

其他症状性全身性发作。

特殊综合征

其他疾病状态下的癫痫发作。

Ⅲ. 不能确定为局灶性或全身性的癫痫或癫痫综合征

有全身性和局灶性发作的癫痫

新生儿癫痫；

婴儿重症肌阵挛性癫痫；

慢波睡眠中伴有连续性棘－慢波癫痫；

获得性癫痫性失语(Landau－Kleffner),综合征；

其他不能确定的发作。

Ⅳ. 特殊综合征

发热惊厥；

孤立性单次发作或孤立性单次癫痫状态；

由乙醇、药物、子痫、非酮症高血糖等因素引起急性代谢或中毒情况下出现的发作。

什么是部分性发作

部分性发作也称局灶性癫痫发作，首先从临床和脑电图改变，提示一侧大脑半球的某部分神经元被异常激活，引起的身体相应部分的运动或感觉性发作，其中伴有意识障碍者称复杂部分性发作，无意识障碍者称单纯部分性发作。意识障碍可以一开始就有，也可以由单纯部分性发作发展到复杂部分性发作后出现。意识障碍的病人可能产生行为异常，部分性发作可以不终止发展为全身运动性发作。有肯定的证据证明，单纯部分性发作常有一侧半球受损，极少为双侧半球受损，而复杂部分性发作常有双侧半球受损。部分性发作临床上可分为部分运动性发作、部分感觉性发作、自主神经性发作和精神运动性发作。

什么是单纯部分性发作

单纯部分性发作指发作起始于一侧脑部（局灶性或局限性），可扩展至两侧。若发作时不伴意识障碍，称为单纯部分性发作。某一局部或一侧肢体的强直、阵挛性发作，或感觉异常发作，历时短暂，意识清楚。若发作范围沿运动区扩及其他肢体或全身时，称杰克森（Jackson）发作。发作后患肢可有暂时性瘫痪，称托德（Todd）麻痹。单纯部分性发作（局限性发作）主要为单纯的基本运动、感觉发作，如口、面、手指、足趾的局部抽搐或异常感觉，也可发生在一侧面部，一侧肢体，不伴意识障碍。症状体征：

① 部分运动性发作：多表现起源于局部的抽动，涉及一侧面部或肢体远端如口角、大拇指、眼睑或足趾等，有时表现言语中断。

② 部分感觉（躯体感觉或特殊感觉）性发作：躯体感觉性发作常表现肢体麻木感和针刺感，多发生在口角、舌、手指和足趾，病灶多在中央后回躯体感觉区，偶有缓慢扩散为感觉性杰克森癫痫。特殊感觉性发作可表现视觉性（如闪光或黑蒙）、听觉性、嗅觉性、味觉性和眩晕性（如眩晕感、飘浮感、下沉感）等。

③ 自主神经性发作：出现苍白、面部及全身潮红、多汗、立毛、瞳孔散大、呕吐、腹鸣、烦渴和欲排尿感等，很少单独出现，需注意与非癫痫性自主神经症状鉴别。易扩散出现意识障碍，成为复杂部分性发作的一部分。

④ 精神运动性发作：表现记忆扭曲（如似曾相识、旧事如新、快速回顾往事）、情感异常（如无名恐惧、抑郁和不适当愉快感）、幻觉或错觉（如视物变大、或者变小、听声变强或变弱、感觉本人肢体变化）、言语困难和强制性思维等。精神运动性发作虽可单独出现，但常为复杂部分性发作的先兆，也可继发全面性强直－阵挛发作。

什么是复杂部分性发作

又称精神运动性发作，因其病灶多在颞叶，故又称颞叶癫痫。产伤是复杂部分性发作的病因，同时脑炎、脑外伤、肿瘤、脑血管疾病等继发的癫痫也可能是复杂部分性发作。复杂部分性发作一般无明显的性别差异，起病年龄在各型癫痫中较晚，以 20~39 岁最多。大多数病例常合并大发作。

复杂部分性发作的特点是有意识障碍，表现为在感觉、运动等症状的基础上有更为复杂的症状，如意识障碍、精神症状等。这些症状可单独或相继出现，也可扩散形成大发作而终止。

① 仅有意识障碍：多见于儿童，又称颞叶性失神或假性小发作。表现为意识突然丧失，两眼凝视，面色苍白，全身呈虚脱状，持续数分钟或数十分钟后恢复，或经短暂睡眠后恢复。有的病人出现阵发性兴奋躁动，外出乱跑，毁物伤人等，可持续数天，一般不超过 3 周。少数病例发作时呈恍惚、呆滞、注意力不集中等。

② 精神症状：表现多种多样，有的呈先兆症状出现。a. 特殊感觉性发作：包括各种幻觉、错觉。b. 内脏感觉发作：参见自主神经性发作条文。c. 精神感觉性发作：参见精神运动性发作条文。d. 思维障碍发作：多表现为强迫思考，即强迫思考某一事物或感到双重思维同时进行。e. 情感障碍发作：表现为恐慌或幸福感，也可表现为忧伤、焦虑、愤怒、有大祸临头感等。

什么是自动症

自动症是指在癫痫发作的过程中或发作之后，病人的意识尚处于混浊状态时所出现的一些或多或少的不自主、无意义、无目的的刻板样动作，清醒后不能回忆。临床表现形式多样，可能是重复原先正在进行的动作，也可能是新的无意识动作，或者是对幻觉、错觉的反应动作。

常见的自动症有：

① 饮食性自动症：临床上最多见，常为口部重复动作，

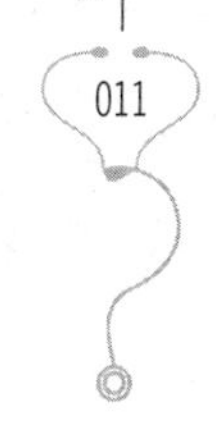

如吸吮、咀嚼、舔食、伸舌、清喉等。

② 习惯性自动症：无意识地重复某种简单的动作，如搓手、拂面、解扣、脱衣、摸口袋、移动桌椅等。

③ 姿态性自动症：无意识地重复某种简单姿态。

④ 神游症：为激动性自动症，多发生于白天。此时病人对周围环境有部分感知，并可作出相应反应，可在较长时间内进行复杂而协调的活动，如行走、奔跑、乘坐或驾驶车辆、简单交谈、购买物品等，一般持续数分钟。若不予注意，常难以发现。

⑤ 梦游症：是自动症在夜间发作（参见相关条文）。

⑥ 言语性自动症：多为简单语言的重复或叫喊等。

⑦ 朦胧状态：这种发作的表现极复杂，是癫痫病人常见的发作性精神障碍，常为突然发病，意识不清，对周围环境定向力不好，对事物感知力不清，不能进行正常接触，可出现幻觉、妄想，多有情感障碍，如恐慌、愤怒、行为紊乱，甚或毁物伤人等，发作时可有自主神经症状。

什么是全面性发作

全面性发作为双侧半球受累，形式多样，可为抽搐性或非抽搐性，多伴意识障碍；肌阵挛性发作持续时间较短，可无意识障碍；运动症状常为双侧，但不一定是全身性，也可无运动症状。发作开始时脑电图可见神经元放电，在双侧半球内广泛扩散至各类全面性发作。临床表现颇具特征性，脑电图特异性强，差异较大。全面性发作包括失神发作、强直－阵挛发作、肌阵挛发作、阵挛性发作、强直性发作和失张力发作。

什么是失神发作

失神发作多见于儿童和少年期，没有先兆，是各种类型癫痫中治疗效果最好的。临床表现为短暂的意识丧失，突然开始，突然结束。发作时正在进行的活动及语言停止，双眼茫然凝视，眼球短暂上翻，表情呆滞，一般不跌倒；如病人在行走时突然呆立不动；如在说话时突然停止或减慢速度；如正在进食时食物停放在嘴边。整个过程持续数秒至数十秒，突然恢复，继续发作前正在进行的动作。发作时常可同时伴有轻微的阵挛（眼睑、口角肌肉跳动、手中持物落地），或失张力（头下垂、躯干前倾、跌倒等），或强直，或自动症。无发作后意识障碍，病人往往意识不到曾经历过发作，或仅感觉脑子中曾有一阵“空白”。发作均出现在醒觉状态，未经治疗的典型失神多数发作频繁，一日可达数次至数十次，甚至上百次。有些短暂的发作仅有一过性的轻微认知损伤，需非常仔细观察或使用特殊的心理学测试方法才能被发现。大约60%失神发作的儿童随着年龄的增长，发作次数逐渐减少，最后停止发作，很少影响儿童的智力。

失神发作可分为以下几类：

① 简单性失神：发作时仅表现为单纯的失神，无其他伴随症状。简单性失神并不常见，仅占10%左右。

② 失神伴轻微阵挛：见于半数左右的失神发作，主要表现为失神发作时伴有面部或上肢轻微的肌阵挛性抽动。如肌阵挛为突出的症状，则应考虑为肌阵挛性失神。

③ 失神伴失张力：约占失神发作的20%。发作时维持姿势的肌肉张力减低，通常表现为头部缓慢下垂，但很少因肌张力完全消失致跌倒。失神伴跌倒发作一般见于不典

型失神。

④ 失神伴强直：主要表现为失神发作时姿势性张力轻度增加，以影响伸肌为主，最常累及眼肌，引起眼球向上凝视。累及范围可进一步扩大到颈部或躯干，导致头向后仰或躯干的后冲性运动。不对称的姿势性强直可导致头或躯干转向一侧。有时强直中伴有轻度的阵挛。

⑤ 失神伴自动症：自动症在失神发作中相当常见，约为60%。自动症的出现率随失神发作持续时间的延长而增加，如发作持续超过10~20秒以上，几乎都有自动症。失神时的自动症通常与发作前正在进行的活动无关，表现为咂嘴、舔唇、吞咽、咀嚼、咬牙、摩擦面部、摸索衣服等简单动作。也有少数病人在发作开始后可仍继续正在进行的比较复杂的动作，但明显缺乏目的性和适宜的反应，如可继续走路甚至骑车，但速度变慢，反应迟钝，缺乏方向性。如正在倒水时发作，可继续倒水，但杯中水满溢出仍无反应等。另一方面，失神发作引起的意外损伤，特别是骑车、驾车等交通意外问题应引起注意。

⑥ 失神伴自主神经症状：发作时常可观察到自主神经的症状，如瞳孔扩大、面色苍白或潮红、心动过速、呼吸改变等，少数病人可有尿失禁。

什么是失神持续状态

失神持续状态的主要临床表现为不同程度的意识和(或)行为改变。这种改变的严重程度在同一病人或不同病人之间可有很大的差别，最轻微的可貌似“正常”，或仅为“缺乏效率”，严重时丧失任何反应性。多数病人表现为反应迟钝、朦胧状态或梦样状态、行为懒散、冷淡、常有嗜睡、动作缓慢、自发性动作或语言减少、定向力降低或丧失等。多数有自发或环境诱发的自动症。病人可以进食、饮水、自己穿衣，能躲避疼痛刺激，可以行走，甚至可以执行简单的命令。失神持续状态可由一次全面性强直－阵挛发作诱发开始或最终以全面性强直－阵挛发作结束。发作过程中偶有肢体的肌阵挛性抽动，眼睑肌阵挛更常见。

失神持续状态可见于任何年龄，多数为已诊断的癫痫病人，有15%以失神持续状态为首次癫痫发作。发作诱因包括睡眠剥夺、感染、妊娠、过度换气、闪光刺激、撤药等。部分女性病人与月经周期有关。发作常与睡眠-觉醒周期有密切关系。当儿童或少年失神发作频繁时，失神持续状态的发生率较高。

什么是大发作

癫痫"大发作"就是民间所讲的"抽风"或"羊角风"。"大发作"这个词很容易被误解为癫痫的严重发作，其实不然，它只是癫痫的发作类型之一。现在国际上已用"全面性强直－阵挛发作"替代"大发作"。它是最常见的癫痫发作类型。

如果见过癫痫病人"大发作"的人，一定会知道癫痫"大发作"的那种比较有规律的临床表现。常见的症状有突然意识丧失、面色青紫、口吐白沫或血沫、瞳孔散大，甚至有些病人还有唇舌咬伤、尿失禁等，持续数秒或数分钟后痉挛发作自然停止，进入昏睡状态，醒来时对发作过程没有丝毫的记忆。根据癫痫大发作的症状表现，一般可分为4期。

① 先兆期：约14%的病人会出现先兆期的表现，症状为在意识丧失之前，感到上腹部不适、情绪变化、感觉异常

以及一些难以描述的异常体验。先兆期一般时间较短，发生率也较低。

② 强直期：病人突然意识丧失，跌倒在地，全身肌肉强直性收缩，头向后仰，双眼上翻，双上肢屈曲强直，双下肢强直伸直。口部先张开，然后闭合，喉肌痉挛，发出喘鸣或哭声，面色青紫，持续10~20秒。强直期易造成意外伤，可出现唇舌咬伤、尿失禁。

③ 阵挛期：此期全身肌肉发生有节律的抽动。由于咀嚼肌抽动常将舌咬破，口吐白沫。四肢抽动先快而小，继之慢而大，最后停止，持续1~3分钟。在发作期常伴有心率加快、血压升高、唾液和汗液分泌增多、呼吸声粗大、唾液呈泡沫从口流出，有时混有血丝，并有瞳孔散大、皮肤出现青紫、大小便失禁等。

④ 恢复期：阵挛期后，全身肌肉松弛，呼吸恢复，但病人仍处于意识不清、昏睡状态。经10多分钟至数小时后意识逐渐恢复，心率、血压、呼吸、瞳孔均恢复正常。清醒后，病人对发作过程不能回忆，自觉头痛乏力，肌肉酸痛。有的病人在恢复期出现兴奋躁动，乱跑乱叫，甚至打人毁物等，称癫痫后精神障碍。

什么是强直性发作

多见于弥散性脑损害儿童，睡眠时较多，表现为全身或部分肌肉强烈持续的强直性收缩，不伴阵挛，头、眼和肢体固定在某一位置，躯干呈角弓反张，伴短暂意识丧失、面部青紫、呼吸暂停和瞳孔散大等，如发作时处于站立位可突然摔倒。发作持续数秒至数十秒，典型发作期脑电图为暴发性多棘波。

什么是阵挛性发作

几乎均发生于婴幼儿，以发作时全身肌肉重复阵发抽动、没有强直为特征，往往一开始即有意识障碍和肌张力松弛导致跌倒。双侧肢体阵挛性抽搐，往往偏于一侧。当抽动频率逐渐减慢时抽动的强度并不发生改变，持续数秒或数分钟，但发作后恢复较快。临床上有少数病人可出现强直－阵挛发作，形成阵挛－强直－阵挛发作。发作时脑电图显示不规则的棘－慢波。

什么是肌阵挛发作

肌阵挛发作是儿童及青少年期较为常见的癫痫发作形式。这种发作常在清晨醒来后不久发作较多。发作时表现为身体某个部位突然、快速、有力地抽动，主要由于这些部位肌肉突然收缩所引起。依不同部位的抽动，病人可表现为突然点头、弯腰或后仰，也可表现整个身体突然后倾或倒向一侧，也有的并不倒地，仅表现为“激灵”一下。当发作摔倒时，两手不会去扶地，一般发作前没有先兆，有的因突然低头，以致前额或下颌部常常碰伤。如果四肢肌肉突然收缩，常表现为肢体突然抖动，手中的东西也会甩出。抽动前后意识不丧失，跌倒后能很快站起来。有时在一次肌阵挛发作后，数秒钟或数分钟后再次发作，连续数次。有的病人一天可发作多达几十次。肌阵挛发作常常合并其他类型的发作。很多正常人在夜晚入睡后也会出现肢体突然抖动一下，有的甚至因突然抖动而惊醒。这种情况显然不能误诊为癫痫发作。

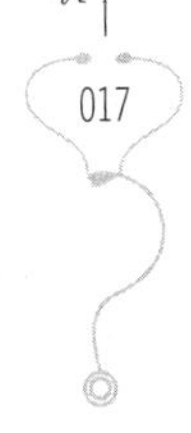

什么是失张力发作

多见于儿童，是全身或个别肌群的肌张力短暂的降低或消失，以致不能保持正常姿势出现下颌松弛、头下垂或全身肌张力丧失而倒地。跌倒时常有头面部受伤，同时伴有短暂意识障碍，又称跌倒发作。发作时间较短，往往可立即恢复原态。脑电图大多呈现单个或短暂的多棘－慢波，继之短程的弥散性慢活动。这种发作还可见于一些非癫痫性疾病，如脑干缺血、发作性睡病、猝死综合征等。

什么是癫痫综合征

癫痫综合征是指在特定的年龄、不同病因或促发条件下，某些临床表现和体征通常固定组合在一起所出现的癫痫疾病。

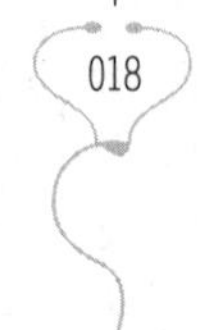

1989 年，国际抗癫痫联盟对癫痫综合征进行了非常详细的分类。最常见的癫痫综合征如婴儿痉挛症[韦斯特(West)综合征]、伦一格(Lennox－Gastaut)综合征、良性儿童期中央－颞区棘波灶癫痫、少年肌阵挛性癫痫、儿童期枕叶阵发性癫痫、原发性阅读癫痫、慢波睡眠期持续性棘－慢波癫痫、获得性癫痫失语症等。

虽然致病原因不尽相同，但同一综合征的预后相似。该分类将年龄、病灶部位及脑电图异常等因素均考虑在内，便于临床诊疗。

什么是癫痫持续状态

是神经科临床最为常见的急危重症。传统定义认为癫痫持续状态指“癫痫全身性发作在两次发作间意识不清楚，单次发作持续30分钟或在短时间内频繁发作”。2001年，国际抗癫痫联盟提出了新的癫痫持续状态定义：“超过大多数这种发作类型病人的发作持续时间后，发作仍然没有停止的临床征象，或反复的癫痫发作，在发作间期中枢神经系统的功能没有恢复到正常基线。”在没有办法确定“大多数病人发作持续时间”的情况下，倾向性的看法是“连续发作超过5分钟就是癫痫持续状态”。

癫痫持续状态主要分为全面性发作持续状态和部分性发作持续状态两种类型，其中以全面性强直－阵挛发作持续状态和单纯部分性运动发作持续状态最多见。

1. 全面性发作持续状态

① 全面性强直－阵挛发作持续状态：是所有癫痫持续状态中最常见和最严重的类型，病死率高。表现为意识障碍（昏迷）伴高热、代谢性酸中毒、低血糖休克、电解质紊乱（低血钾及低血钙等）和肌红蛋白尿等，可发生脑、心肝肺等多脏器功能衰竭，自主神经功能和生命体征改变。

② 强直性发作持续状态：多见于伦—格（Lennox－Gastaut）综合征患儿，表现为不同程度的意识障碍（昏迷较少），间有强直性发作或非典型失神、失张力发作。

③ 阵挛性发作持续状态：表现阵挛性发作持续时间较长伴意识模糊，甚至昏迷。

④ 肌阵挛发作持续状态：肌阵挛多为局灶或多灶性表现，节律性反复肌阵挛发作，肌肉呈跳动样抽动，连续数小

时或数天，大多无意识障碍。特发性肌阵挛发作（良性）病人很少出现癫痫持续状态，在严重器质性脑病晚期，亚急性硬化性全脑炎、家族性进行性肌阵挛癫痫等较常见。

⑤ 失神发作持续状态：表现意识水平降低，甚至只表现反应性学习成绩下降，脑电图持续性棘－慢波放电，频率较慢（小于 3 赫兹），多由治疗不当或停药等诱发。

2. 部分性发作持续状态

① 单纯部分性运动发作持续状态：表现为身体某部分，如颜面或口角抽动、个别手指或单侧肢体持续不停抽动达数小时或数天，无意识障碍，发作终止后可遗留发作部位托德（Todd）麻痹，也可扩展为继发性全面性发作。

② 边缘叶性癫痫持续状态：又称精神运动性癫痫持续状态，常表现意识障碍（模糊）和精神症状，如活动减少、反应迟钝、呆滞、注意力丧失、定向力差、缄默或只能发单音调，以及紧张、焦虑不安、恐惧、急躁、冲动行为、幻觉妄想和神游等，持续数天至数月，事后全无记忆。

③ 偏侧抽搐状态伴偏侧轻瘫：多发生于幼儿，表现为一侧抽搐，病人通常意识清醒，伴发作后一过性或永久性同侧肢体瘫痪。婴幼儿偏侧抽动偏瘫综合征也表现半侧阵挛性抽动，常伴同侧偏瘫，也可发生持续状态。

④ 自动症持续状态：少数病人表现自动症，意识障碍可由轻度嗜睡至木僵、昏迷和尿便失禁。如不及时治疗常发生全身性发作，可持续数小时至数天，甚至半年，病人对发作不能回忆。发作后近事或远事记忆受损。脑电图可见颞叶及额叶局灶性痫样放电。

什么是杰克森(Jackson)癫痫

大脑皮质运动区有皮质损害时,可引起对侧躯体相应部位出现发作性抽搐,严重时抽搐可向同侧及对侧扩散,引起全身性抽搐,称为杰克森癫痫。杰克森癫痫之所以叫这个名字,是为了纪念此疾病发现者——英国神经学家 John Hughlings Jackson。脑内异常放电从局部开始向邻近的皮质扩散,如放电沿大脑皮质运动区分布扩展,临床表现为抽搐从拇指 - 腕部 - 前臂 - 肘 - 肩 - 口角 - 面部逐步发展,又称为杰克森发作。

什么是难治和耐药性癫痫

癫痫病人总体预后良好,用目前的治疗方法,能够控制80%左右的癫痫发作。通过3~5年的努力,多数病人停药或减量以后可以终身不再发病,但仍有20%左右的癫痫病人对目前的治疗无效,这部分癫痫称为难治性癫痫。

广义的难治性癫痫指用目前所有的治疗方法"仍不能阻止其继续发作的癫痫"或"与治疗前相比发作没有明显减少的癫痫"。这种治疗方法包括药物、手术、迷走神经刺激术等。狭义的难治性癫痫指耐药性癫痫。

广义的耐药性癫痫指用目前的抗癫痫药仍不能完全控制其发作的癫痫。它是一种动态的概念。随着新的抗癫痫药问世,取得疗效的癫痫病人将不再称为耐药性癫痫。狭义的耐药性癫痫指用一线抗癫痫药(卡马西平、苯妥英钠、丙戊酸、苯巴比妥、乙琥胺、奥卡西平等)不能完全控制其发作的癫痫。

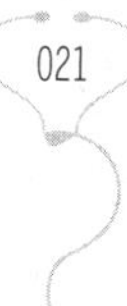

什么是月经性癫痫

性腺功能对癫痫具有一定的影响，全身强直－阵挛发作及部分性发作常在青春期或月经初潮期开始发生，失神发作也可在此期转化为大发作，有的在经期前或经期中癫痫发作次数增加或程度加重。

一些病人的癫痫发作只出现在月经前或月经期，称为月经性癫痫。月经加重发作在症状性癫痫中更为突出，那些已经有频繁发作者，或有月经前紧张者更可能在月经前发作和(或)在月经性出血时发作。月经与癫痫发作之间的联系可见于单纯部分性、复杂部分性及全身强直－阵挛性发作，另外，不同的发作类型和月经周期的不同时期有关。这与月经周期中体内雌激素和孕激素的水平变化，以及抗痫药血药浓度的变化有关。

一般认为，雌激素可能增加对发作的敏感性，引起月经期癫痫的发作，而孕激素可以增加抑制性神经递质的活性，使神经细胞的兴奋性下降，从而起到抑制发作的作用。从月经前期开始，雌激素和孕激素的比值逐渐上升，孕激素水平急剧下降，故此阶段为发作高峰期。月经来潮后 10 天，孕激素水平达高峰，雌激素和孕激素的比值下降，故此阶段为发作期的低谷期。抗痫药物的代谢也随月经周期变化

许多妇女在月经期前出现手足肿胀以及体重增加，这种体内的水钠潴留，也可能是月经期癫痫发作的原因之一。

什么是青少年肌阵挛癫痫

青少年肌阵挛癫痫，又称前冲性小发作，是一种良性原

发性全面性癫痫，占癫痫病例的 2.8%~4.3%。发病年龄主要集中在 8~22 岁，平均发病年龄为 15 岁。8 岁以下和 22 岁以上者罕见。发病无性别差异。最早的症状往往是醒后不久即出现肌阵挛或起床不久手中所拿的物品突然不自主地掉落。85%的患儿在起病数月或数年后出现全面性强直－阵挛发作，10%~15%的患儿有失神发作。病人神经系统发育及智能均正常，一般不能自行缓解，也无进行性恶化。

什么是原发性阅读性癫痫

是一种主要与语言优势半球颞顶区相关的良性部分性癫痫，有高度的遗传倾向。发病年龄为 12~25 岁，男性病人为女性的 1.8 倍。几乎只在阅读或弹读谱一定时间后，于舌、喉、唇和颜面等处与阅读或说话有关的部位出现异常感觉和异常动作，如发僵、麻木、发紧等。客观所见为发作局部的肌阵挛，有的可发展成继发性全身性大发作。

什么是青少年原发性强直

也称觉醒时全面性强直－阵挛性癫痫。发病年龄 9~24 岁，近半数的病人在 11~15 岁发病，发作大多在 1~2 小时内发生，包括半夜醒来或午睡后发作。一般多在尚未起床、吃早饭时发作。可仅表现为强直－阵挛发作，称单纯性觉醒全身强直－阵挛性癫痫。也可合并失神或肌阵挛发作。生活不规律、劳累、缺乏睡眠、过度饮酒等可诱发发作。病人神经系统发育及智能均正常。

什么是获得性癫痫失语

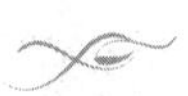

主要特点为获得性失语和脑电图异常，占儿童癫痫的0.2%。发病年龄在18个月至13岁，约90%在2~8岁起病。男性发病略高于女性。大多数没有明确的家族史。发病前患儿语言功能正常。失语表现为能听到别人说话的声音，但不能理解语言的意义，如无法理解家长所说的话，被认为“不听话”或听力有问题。但听力检查是正常的。逐渐发展至不能用语言进行交流，甚至完全不能表达。患儿已有的书写或阅读功能也逐渐丧失。失语的发展过程有3种表现类型：

① 突发性失语，症状时轻时重，最终可以恢复。

② 失语进行性发展，最终导致不可恢复的失语。

③ 临床逐渐出现失语，病情缓慢进展，失语恢复的情况不尽一致。

80%的病人合并有癫痫发作。一半病人以癫痫为首发症状，另一半以失语为首发症状。癫痫的发作形式包括部分运动性发作、复杂部分性发作、全面性强直－阵挛发作、失张力发作或不典型发作。清醒和睡眠时均有发作。发作的频率不等。70%的患儿有精神行为异常，表现为多动、注意力不集中、抑郁、暴躁、易激动和破坏性行为，有些患儿可表现为孤独症。

什么是儿童良性中央回癫痫

良性中央回癫痫又称具有中央－颞部棘波的良性儿童癫痫，通常为局灶性发作，愈后良好。有以下特点：

① 该病为常染色体显性遗传，10%有临床发作。

② 均在 2~13 岁起病，有显著的年龄依赖性，男女比例为 1.5∶1，发作与睡眠关系密切，大约 75%的患儿只在睡眠时发生。

③ 多表现为口、咽部和一侧面部阵挛性抽搐，常伴舌部僵直感，言语和吞咽困难，唾液增多，意识清晰，可累及同侧肢体，偶扩展为全面性强直－阵挛发作，大多在入睡和醒前发作，数月或数年发作 1 次。一般体格检查、神经系统检查及智力发育均正常。

④ 大多数患儿在 15~16 岁痊愈。

什么是婴儿重症肌阵挛性癫痫

也称为 Dravet 综合征。是一种少见病，男性多于女性，大多于出生后 1 年内发病。分为以下几种类型。

第一种发作类型：全身或单侧的阵挛，发作持续时间通常较短暂，但有时也可较长。多数病例首次发作时伴有发热，这种热性发作常在 6~8 周后再次出现。以后反复出现没有发热的独特的阵挛，这种伴有强直或没有强直的阵挛在头面部比较明显，形式多样，双侧，伴有意识障碍。如果持续时间短，可以没有神经症状。

第二种发作类型：非典型失神发作。

第三种发作类型：肌阵挛伴有失张力或扭转、自主神经症状或自动症的精神运动性发作，偶尔可继发全身性发作。

什么是托德(Todd)瘫痪

一般情况下，癫痫病人在癫痫发作后，肢体功能无明显改变，但有一些部分运动型癫痫病人在癫痫发作后，抽动的肢体不能活动，持续数分钟至数小时后又恢复正常。这种因癫痫发作后暂时性瘫痪称为托德（Todd）瘫痪，又称为托德（Todd）麻痹。该瘫痪可以是局部的也可以是全身的，但通常只发生在身体的一侧。最常见于全身强直－阵挛发作以后，并在癫痫发作过后，可能会持续几个小时或偶尔持续几天。当癫痫病人出现托德（Todd）瘫痪时，往往提示病人脑部有器质性病变，一定要做进一步检查，明确病因。

什么是反射性癫痫

又称诱发性癫痫，是既往无发作史的人或少数癫痫病人由各种感觉，如视觉、听觉、嗅觉、味觉、躯体觉、内脏觉及精神刺激所诱发的癫痫发作。其发病率仅占癫痫的1%。反射性癫痫常见的临床类型及特点。

1. 视觉反射性癫痫

又称光源性癫痫或光敏性癫痫，是最常见的反射性癫痫之一。

① 电视性癫痫：由注视电视荧光屏所诱发的癫痫。其临床特点为：a. 可发生于任何年龄，以学龄儿童（6~14 岁）为多，常于昏暗的室内当电视图像跳动不稳、光线过强、画面变动速度过快或距离过近等情况下发生。b. 发作类型可为全面性强直－阵挛发作、阵挛发作、失神发作及复杂部分性发作。c. 用 15~20 赫兹间歇闪光易于诱发。

② 闪光刺激诱发的反射性癫痫：由间歇闪光刺激所诱发的癫痫发作。如驾车（或坐车）时看透过树丛的灯光、海浪、日光灯启动、不同频率的人工闪光刺激等均可导致发作。多呈全身性强直－阵挛发作，少部分呈失神发作。在脑电图记录中，用间歇闪光易诱发出发作波发放和临床

发作。

③ 图形敏感性癫痫：注视对比度强的格子条纹或细网状的几何图形所诱发的癫痫发作，可诱发出失神发作、图形肌阵挛发作和图形惊厥反应。脑电图可有癫痫病发放，并可为图形所诱发。

④ 注视性癫痫：由持续注视某一物体所致的癫痫发作称注视性癫痫，可分为外部－知觉性和内部－认知性两种类型。其发作不仅与视觉刺激有关，而且可能与精神集中内部性思维活动的刺激有关，可表现为肌阵挛发作、强直－阵挛发作及部分强直发作。

⑤ 闭目诱发性癫痫：由闭目诱发的癫痫发作，多呈经典性失神发作或肌阵挛性失神发作。其发作和脑电图发作波的发放，可发生于闭目期间或闭目后重新睁眼时，可能与视觉刺激有关。

⑥ 阅读性癫痫：由阅读引起的癫痫发作。分为原发性和继发性阅读性癫痫两类。原发性者发作仅在读书中出现，其他因素不能诱发其发作。继发性者除读书诱发外，还可由其他诱因所诱发，如可由光、图形、计算或其他思维活动诱发。原发性发病年龄多在 15~21 岁，无性别差异，可有家族史。继发性者有的还可查及脑部损伤病灶。阅读方式可为默读或诵读。阅读时间可长可短，短者数分钟，长者需两个多小时方能诱发发作。有的与阅读内容有关。原发性发作时首先表现为下颌运动感或肌阵挛样不自主痉挛。若继续阅读，可引起全身性强直－阵挛发作，若及时中断阅读，症状可随之消失。继发性者发作前一般无下颌不自主运动感及肌阵挛发作。发作间歇期脑电图多为正常，发作时可有两侧同步性 3~6 赫兹高波幅慢波，顶、枕部比较明显。

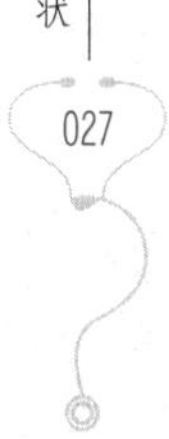

⑦ 自我诱发性癫痫：病人自身有意诱发的癫痫发作，比较少见，多见于女性儿童。大多数病例伴有光敏性癫痫发作，也可伴精神发育迟滞。其诱发因素多种多样，如在太阳光下或电视机前摇动放在眼前的手掌，从手指间透过的闪动光线诱发发作；有的通过有节律点头或眨眼进行自我诱发。其发作形式多为失神发作、肌阵挛发作。病人常自我追求诱发，以获得一种欣快或精神恍惚状态。发作中脑电图呈失律状，并有普遍性棘波发放。几乎所有病例用10~20 赫兹的闪光刺激均能诱发出棘波、棘－慢波发放。

2. 听觉反射性癫痫

① 听源性癫痫：由声音刺激引起的癫痫发作。因突如其来的强声刺激引起惊愕性发作。临床表现为极其短暂的广泛性肌阵挛，脑电图为两侧同步性多棘波或多棘－慢波综合；也可表现为持续 2~30 秒不伴有意识障碍的强直发作，脑电图为顶棘波、棘－慢复合波或波幅逐渐升高 10 赫兹左右的节律波。

② 乐源性癫痫：由听音乐引起的癫痫发作。病人多数有音乐天才，一部分仅对某种特殊性质的音乐，如小提琴、钢琴等乐器演奏的特定的音乐，甚至仅对其中某一段落反应敏感而容易诱发发作，对其他音乐不出现诱发反应。另一部分可同时合并与音乐无关的发作，或可由其他声音诱发发作。实际上，有些病人即便是不听音乐，仅谈论音乐或想到音乐即可引起发作，可能是与情感反应有关的条件反射性发作。其发作的临床类型多为复杂部分性发作。发作时多伴有颞叶病灶的脑电图异常。

3. 前庭反射性癫痫

由前庭神经受刺激所诱发的癫痫发作。外耳道冷、热水灌注可诱发发作。临床表现主要为发作性眩晕，并可伴意识丧失。脑电图可有颞叶癫痫源性病理波发放。

4. 躯体感觉反射性癫痫

① 运动诱发性癫痫：随意运动所致的癫痫发作。通常在经一段较长时间休息后，突然做肢体随意运动，可诱发癫痫发作，尤其在精神紧张、焦虑或自我暗示等情况下容易诱发，下肢动作比上肢动作更易诱发。癫痫发作的形式多呈部分性、一侧或双侧强直性痉挛发作，部分是一侧或两侧舞蹈指样痉挛发作，多不伴意识障碍，少数呈朦胧状态。

② 触觉惊愕性癫痫：由于外界突如其来的抚摸、接触或打击而引起的癫痫发作，如掏外耳道、挤压睾丸、触碰牙龈，或击打颜面、头顶、肩部或背部等处引起的发作，发作多在受刺激的一侧，表现为部分发作，也可呈全身发作。

③ 眼球偏斜及闭目动作诱发的癫痫发作：由于自主的眼球向一侧偏斜或闭目动作引起的癫痫发作。前者开始时呈眼球震颤样表现，随之可引起阵挛性痉挛样发作；后者呈失神发作或肌阵挛发作，应与视觉性闭目诱发性癫痫相鉴别。

5. 内脏诱发性反射性癫痫

① 进餐性癫痫：为进餐时或进餐后不久出现的癫痫发作。可为原发性或继发性。有的在脑部有病灶或病前有脑部损伤史（如患脑炎、脑外伤等）。发作形式主要有复杂部分性发作、简单部分性发作和继发性全身发作，伴有或不伴有意识障碍。进餐时脑电图可出现发作，呈局灶性或普遍性表现。进餐引起癫痫发作的机制比较复杂，不同病例的机制可能不完全相同。可能与嗅觉、味觉、视觉、本体觉、内脏觉和精神情感活动，甚至与条件反射等有关。有的在举臂、咀嚼及吞咽肌的运动诱发有关。有的在进食后不久发作，也可能系胃扩张所致。

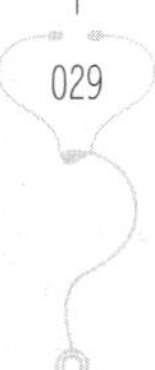

② 其他内脏诱发反射性癫痫：由于胸膜、咽喉、胃肠和泌尿生殖系各种结构受刺激而引起的发作。

6. 精神反射性癫痫

包括由各种高级神经活动所诱发的癫痫发作。常见的诱因有计算、下棋、玩牌及言语条件反射等。可能与视觉、触觉、本体觉、精神及情感活动、条件反射等各种刺激有关。可有以下几种类型：a. 计算癫痫。b. 弈棋癫痫。c. 纸牌癫痫。d. 条件反射发作。由某种感觉刺激或精神活动引起多次癫痫发作后即使是想到或看到与该刺激相似的情况即可引起发作。

7. 言语性癫痫

阅读、书写和说话等多种言语性活动均能诱发的癫痫发作。其发作与言语活动明确有关。如朗读、默读、写字、说话及耳语均可诱发发作，表现为下颌肌阵挛样痉挛。但是单纯动唇、动舌，或只发出声音不能诱发发作。书写文字诱发有效，而画几何图形诱发无效。过度换气、间歇闪光刺激、视动性刺激也不能诱发发作。间歇期脑电图正常，发作中意识保存，有两侧性棘－慢波、多棘－慢复合波发放。

什么是额叶癫痫

具有单纯部分性发作、复杂部分性发作以及继发性全身性发作或这些发作的混合性发作特征的癫痫称额叶癫痫。额叶癫痫占各类部分性癫痫的 20%~30%。额叶癫痫的特点为简单部分、复杂部分、继发性全身发作或这些发作的混合发作。发作通常一日数次且常在睡眠时发生。额叶部分发作有时可与精神因素引起的发作相混淆。癫痫持续状态是其常见的并发症。

诊断的一般特点有：a. 通常发作时间较短。b. 通常起于额叶的复杂部分发作，伴有轻微的发作后意识混沌或不发生。c. 很快引起继发性全身发作。d. 强直性或姿势性运动症状突出。e. 发病时常见复杂的手势性自动症。f. 当放电为双侧性时经常跌倒。

额叶癫痫的发作类型描述如下，但多数额区可能迅速受累，而特殊的发作类型可能不被识别。

① 辅助运动区发作：辅助运动区发作的形式为姿势性的局灶性强直伴有发声、言语暂停以及击剑姿势。病人的头部和眼球转向癫痫起源的对侧，致痫灶对侧的上肢外展、肩部外旋、肘部屈曲，外观好似病人正在注视自己的手。同侧的上下肢强直性外展，上肢远端的动作比下肢远端更明显。这种同侧上肢向癫痫起源侧伸展的临床表现称为"击剑姿势"。

② 扣带回发作：发作形式以复杂部分性伴发病时复杂的运动手势自动症，常见自主神经征，如心境和情感的改变。

③ 前额极区发作：前额极区发作形式包括强迫性思维或起始性接触丧失、头和眼的转向运动，可能伴有演变，包括反向运动、轴性阵挛性抽动和跌倒，以及自主神经征。

④ 眶额区发作：眶额区发作的形式是一种复杂部分发作伴有起始的运动和手势性自动症、嗅幻觉和错觉以及自主神经征。

⑤ 背外侧部发作：发作形式可能是强直性的或者较少见的阵挛，伴有眼、头的转动和言语停止。

⑥ 岛盖发作：岛盖发作的特点有咀嚼、流涎、吞咽、清喉的症状、言语停止、上腹部先兆恐惧以及自主神经征现象，单纯部分发作，特别是部分阵挛性面肌发作时常见，而

且可能是单侧的。如果发生继发性感觉改变，则麻木可能是一个症状，特别是在手上。味幻觉在此区特别常见。

⑦ 运动皮质发作：运动皮质癫痫主要的特点是单纯部分性发作，其定位是依据受累在哪一侧以及受累区的局部解剖，在较低的前中央沟角区（Rolando 区）受累可能有言语停止、发声或言语障碍，对侧面部强直－阵挛运动或吞咽运动、全身性发作经常发生。在外侧裂区，部分运动发作不伴有进行性或杰克森（Jackson）发作出现，特别是在对侧上肢开始。旁中央小叶受累时发作呈同侧足部出现强直性运动，有时对侧腿部也出现强直性运动，发作后托德（Todd）瘫痪常见，癫痫发作起源于运动皮质区。此区的癫痫发生阈值较低，并可向更广的致痫区播散增强。

⑧ 林必（Kojewnikow）综合征：有两种类型：其中之一是大家所知道的腊斯默森（Rasmussen）综合征，是包括在儿童期症状性癫痫下的一种癫痫综合征；另一种是成人和儿童外侧裂区部分发作的特殊型，而且与运动区的不同损害有关。主要特点为：a. 部分运动性发作，定位明确。b. 后期通常在有躯体运动性发作发生的部位出现肌阵挛。c. 脑电图在正常背景活动的基础上，出现局灶性阵发异常（棘波和慢波）。d. 该综合征可发生于儿童期和成年期的任何年龄。e. 经常可查出病因（肿瘤、血管病变）。f. 该综合征不呈进行性演变，可由线粒体脑病引起。

什么是颞叶癫痫

癫痫发作的神经元放电或损害影响到整个或部分颞叶的局限性癫痫。这种形式的癫痫有基本感觉（听、嗅或味觉）或运动（扭转或失语）发作，也可有精神（精神性癫痫发作)、精神感觉(错觉性或幻觉性发作)或精神运动(自动性癫痫发作)症状。颞叶癫痫发作是脑高级功能障碍的结果,常有意识障碍,多见于复杂部分性发作。临床表现主要有:a. 语言障碍:部分失语或重复语言。b. 记忆障碍:似曾相识感或不相识感,或对熟悉事物产生没有体验过的感觉,或对过去经受过的事物的快速回忆。c. 识别障碍:包括梦样状态、时间感知的歪曲、不真实感、分离状态。d. 情感障碍:在发作中表现为非常愉快或不愉快的感觉,带有自卑或被遗弃感的强烈抑郁。e. 错觉:表现在自觉物体的大小、距离、外形发生变化。f. 幻觉:即在没有任何外界变化的情况下可有视、听、味、空间感及物体成像等方面的变化。因其病灶多在颞叶,故称颞叶癫痫。分娩时所造成的脑损伤是该病最常见的病因。此外,还有脑炎、脑外伤、肿瘤、脑血管病等病因。该型的发作特点是有意识障碍,表现为感觉、运动等症状及更为复杂的症状,如意识障碍、精神症状等,这些症状可单独或相继出现,也可扩散形成大发作而终止。

① 仅有意识障碍:多见于儿童,又称颞叶性失神或假性小发作,表现为意识突然丧失、两眼凝视、面色苍白、全身呈虚脱状,持续数分钟或数十分钟后恢复。有的病人出现阵发性兴奋躁动、外出乱跑、毁物伤人等,可持续数天,一般不超过3周。少数病例发作时呈恍惚、呆滞、注意力不集中等。

② 精神症状:表现多种多样,有的呈先兆症状出现,包括特殊感觉性发作、内脏感觉发作、精神运动性发作、思维障碍发作、情感障碍发作和自动症。

什么是顶叶癫痫

顶叶癫痫通常的特点是简单部分性发作和继发性发

作。发作时具有很多感觉症状，如麻辣感和触电感，最常受累的部位在皮质代表区，可能出现舌蠕动、舌发僵或发凉，面部感觉现象可出现于两侧。偶然可发生腹腔下沉感、阻塞感或恶心，少数情况下可出现疼痛。主侧顶叶发作可引起各种感受性或传导性语言障碍，非主侧顶叶发作可见有多变的视幻觉，如变形扭曲、变短和变长等。另外，还可见到感觉症状，如麻木、身体一部分的缺失感等。

什么是枕叶癫痫

枕叶癫痫通常表现为简单部分性发作及继发全身性发作，也可有扩展到枕叶外的复杂部分性发作。临床表现为有视觉症状、盲点、偏盲、黑蒙，最多见的是闪光与光幻觉以及视物变形等。发作开始时可见头眼强直和（或）阵挛性向对侧偏转、眼睑抽动和闭合。如痫性放电扩展到颞叶，即可出现后外颞或海马杏仁核发作；如向前扩展到大脑外侧裂上端凸面或内侧面时，出现类似顶或额叶的发作。放电也迅速扩展到对侧枕叶，偶尔泛化为全身性发作。枕叶癫痫是癫痫的一种病症，枕叶癫痫发作的临床特征分为枕叶起源和发作扩散两种特征。枕叶起源的特征主要表现为简单视幻觉、发作性黑蒙、眼运动性感觉（一般没有可见的运动）、眼阵挛或强直性偏斜（多向对侧强直）、明显的强迫性眨眼或眼睑扑动。其发作扩散的特征主要表现为局部感觉异常或阵挛性运动（扩散至感觉运动皮质）、不对称性姿势性强直（扩散至额叶内侧）、复杂结构性视幻觉（扩散至颞顶枕交界的联合皮质）、口咽部或摸索样的自动症（扩散至颞叶内侧）。

什么是脑外伤癫痫

脑外伤后癫痫是颅脑损伤后严重的并发症，尤其是重型颅脑损伤，发病率为0.5%~50%，分为早期癫痫和晚期癫痫。早期癫痫一般发生于伤后1周内，占5%，其中1/3发生于伤后1小时内，1/3发生于24小时内，1/3发生于伤后2~7天。病因可能由于颅内出血、凹陷骨折刺激、脑损伤愈合和继发脑损伤所致。早期癫痫的重要性在于它是晚期癫痫发生的预测指标，约25%的早期癫痫病人发展为晚期癫痫。晚期癫痫出现于伤后1周以上至数年，此类癫痫多由于脑组织瘢痕形成、脑萎缩及颅内并发症(如血肿、脑脓肿等)所致。如果脑外伤后出现癫痫，治疗除少数需要手术治疗外，一般均采用内科疗法，应该使用抗癫痫药物正规治疗，时间不短于2年。外伤后服用抗癫痫药物能否预防癫痫的发作呢？临床实践发现，即使用一线抗癫痫药也不能减少晚期癫痫的发生率。所有预防用药不应超过3个月。

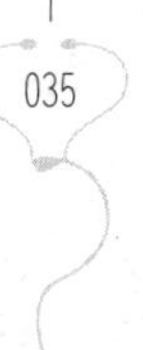

什么是老年癫痫

随着人口老龄化，老年人疾病的分布发生了很大的变化。以发病数而言，老年中枢神经系统疾病如脑血管病、神经系统退行性疾病发病率明显增加，使老年人癫痫的发病率明显增多。老年癫痫是指60岁以上出现的癫痫病。约占癫痫病人总数的2.95%。老年人的癫痫排位在脑血管病、痴呆之后，居神经系统疾病的第三位。我国老年人癫痫发病率逐渐增长，已成为威胁老年人健康的主要原因。

1. 老年癫痫的类型

① 老年期首次发作的癫痫,称为老年性癫痫。

② 老年期前就有致病疾病存在,延续到老年期后出现癫痫发作,称为高龄癫痫。老年癫痫绝大多数为继发症状性癫痫。引起老年癫痫的病因很多,以脑血管病占居首位,其他常见的病因还有代谢性中毒(如乙醇中毒、低血糖、非酮性高血糖)、脑肿瘤、脑外伤和颅脑手术后、痴呆和中枢神经系统炎症。但有约 15% 的老年人癫痫找不到明确的病因。

老年癫痫病症状表现以单纯部分性发作为主。

2. 单纯部分性发作表现

① 运动症状:出现发作性的偏侧肢体抽搐、旋转、姿势异常、发音异常。

② 躯体感觉或特殊感觉异常症状:出现发作性的肢体麻木、疼痛等感觉异常、视觉性发作、听觉性发作、嗅觉性发作、味觉性发作、眩晕发作等。根据发作的不同表现有局灶性感觉性癫痫、枕叶癫痫和颞叶癫痫。

③ 精神症状:言语障碍发作、似曾相识感、幻觉发作、认知障碍发作、情感异常性发作,又称精神运动性发作。

④ 自主神经症状:上腹部不适、面色苍白或发红、出汗以及心率、呼吸或血压变化、瞳孔散大等,称为自主神经发作或间脑发作。

3. 复杂部分性发作

极少数老年癫痫病人的表现为复杂部分性发作,主要表现为发作时伴有意识障碍,伴有自动症,出现咀嚼和吞咽动作、摸索动作、模仿动作或自言自语等。

什么是韦斯特(West)综合征

韦斯特(West)综合征又称婴儿痉挛症,出生后一年内发病,男孩多见。波及头、颈、躯干或全身的频繁肌痉挛、精神发育迟滞和脑电图上高幅失律构成本征特征性的三联征。智、体发育迟滞在婴儿痉挛症患儿中占80%~90%。预后不良,90%以上有智力低下,25%~33.3%发展成其他形式。

什么是伦—格(Lennox - Gastaut)综合征

该综合征好发于1~8岁,少数出现在青春期。强直性发作、失张力发作、肌阵挛发作、非典型失神发作和全身强直-阵挛性发作等多种发作类型并存。精神发育迟缓、脑电图上呈现慢-棘-慢波(1~2.5赫兹)和睡眠中10赫兹的快节律是本征的三大特征,易出现癫痫持续状态。因长期反复发作,加上该病药物难以控制,60%以上病人有智力低下,且常进行性加重,预后不良。

什么是头痛型癫痫

癫痫在发作前可有头痛先兆,发作后也可出现头痛,均属癫痫性头痛。病程中以头痛为主要临床表现的癫痫称为头痛型癫痫。该病主要为儿童和青少年发病。发作前无明显先兆。头痛部位多在前额、颞、枕部或眼眶,以双侧头痛居多,少数为单侧性,每次头痛发作部位较固定。头痛剧烈，呈搏动性、刺痛或钝痛等。发作时可伴恶心、呕吐、腹痛、脸色苍白、眩晕、出汗或心悸。少数病人发作可出现意识障碍或抽搐，婴儿可表现为突然剧烈哭叫、面色改变及其他自主神经症状。持续时间为几分钟至几十分钟，发作后一切恢复正常，可以反复发作，1 日内发作数次或数日、数月发作 1 次。发作期脑电图检测主要表现为双侧大脑半球爆发性高波幅慢波或阵发性棘波、尖波、棘 - 慢波发放，间歇期部分脑电图改变不明显或正常。头痛型癫痫的诊断有一个认识过程，经复习文献及重新评价原来的诊断，发现真正的“头痛型癫痫”非常少，绝大多数为偏头痛或其他头痛疾病的误诊。要诊断“头痛型癫痫”应有严格的技术标准：头痛作为第一个主要症状，来去突然，发作时间短暂，头痛与脑电图上发作性活动有密切联系，抗癫痫药物治疗有效，以及有癫痫发作的其他表现。

什么是腹型癫痫

与头痛型癫痫一样，腹型癫痫也是间脑癫痫的一种类型，国内报道约占癫痫的 1.1%，是一种少见类型，儿童期发病最多。

什么是枕区放电的良性儿童癫痫

好发年龄为 1~14 岁，4~5 岁为发病高峰。发作最初有视觉症状，如黑蒙、闪光、视幻觉或错觉，接着出现眼睑阵挛、偏侧阵挛，可合并部分性运动或感觉发作、自动症和全面强直 - 阵挛发作。发作后常出现头痛，约 33%病例表现为偏头痛，17%还伴有恶心、呕吐。发作频率不等，清醒和睡眠时都有发作，一般体格检查、神经系统检查及智力发育均正常。

热性惊厥会发展为癫痫吗

热性惊厥是小儿时期较常见的中枢神经系统功能异常的紧急状态，婴幼儿较为多见，好发年龄在6个月至5岁，以9~20个月为高峰。患病率国内报道为1.1%~5.9%，国外报道为4%左右。由于绝大多数患儿是在体温突然和显著增高时发作，国内习惯使用高热惊厥名称。热性惊厥大多由于各种感染性疾病引起，以上呼吸道感染最为多见。其发作的典型临床表现是：意识突然丧失，多伴有双眼球上翻、凝视或斜视，面肌或四肢肌强直，痉挛或不停地抽动。发作时间数秒至几分钟，有时反复发作，甚至呈持续状态。热性惊厥的预后一般良好，但后期癫痫的发生率较一般小儿明显增高，有部分病例可遗留智力低下及行为异常等。

高热惊厥发展为癫痫的危险因素主要有：a. 原有神经系统发育异常。b. 有癫痫家族史。c. 首次发作伴有复杂性高热惊厥的表现，如发作持续15分钟以上、局灶性癫痫发作、24小时内惊厥反复发作。

对于单纯性高热惊厥不主张长期使用抗癫痫药物预防，尤其是苯巴比妥类，容易造成儿童认知障碍、注意力不集中、多动、违拗。丙戊酸钠可用于预防复杂性高热惊厥反复发作，卡马西平无效。地西泮灌肠或栓剂纳肛是最为简便和安全的急救手段。

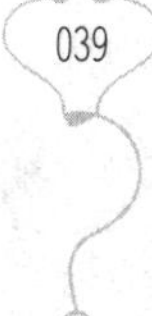

儿童患癫痫有哪些特点

儿童的生理特征与成人不同，同是一种癫痫发作表现与成年人也不同。小儿癫痫的特点是：

① 多样性：即同一个病儿，可有几种不同类型的癫痫的发作。

② 易变性：有一部分儿童的癫痫发作类型变换无常，在不同时期可有不同类型的发作。

③ 顿挫性：通常是完全的发作，即不表现发作的全过程，而是终止于发作的某一阶段。

④ 不典型性：儿童癫痫常有变异，如像周期性呕吐、狂笑、异乎寻常的性格突然改变等，都可作为儿童癫痫的特殊表现形式。

⑤ 不良因素容易诱发：儿童在不良因素（如发热、生活不规律、暴饮暴食等）的影响下容易发作。

⑥ 周期性：儿童癫痫发作常有较规律的周期性，即每隔一定的周期时间反复发作一次。

⑦ 智能和性格改变：小儿癫痫没有经过系统规律地治疗或发作频繁（尤其是大发作或出现过持续状态后）、长期不能控制者，智能和性格的改变比较明显，如表现为智能低下、呆傻、迟钝、幼稚、言语不清、沉默寡言、孤僻或暴躁等。

⑧ 一般 4~8 岁儿童多为小发作，也可伴有大发作。腹型癫痫在儿童较成人多见。

什么是痴笑性发作

痴笑性发作来自希腊语，强调笑声是这种发作的主要特点。主要表现为无诱因的、与环境不相适宜的、不自然的痴笑发作，持续数秒钟，不伴意识障碍，每日发作多次，清醒及睡眠中均可发作。也有些患儿的发笑看似正常，容易导致延误诊断。除痴笑发作外，患儿还可有失神、强直、强直－阵挛等发作形式或继发全身性发作，常伴有智力发育落后。

什么是伴或不伴失神的眼肌阵挛性发作

病人大多数发作是在持续光线存在条件下眼睑闭合后引起，间歇性闪光刺激在眼睁或闭时也可引起癫痫发作。失神表现为发作性意识丧失。眼肌痉挛的典型表现为眼睑肌强直性收缩，眼半开半闭。眼球向上凝视及眼眉毛抖动均可出现，也可表现为眼球或头部向一侧偏斜。另外，眼肌痉挛还可伴有手的抽动。少数情况下，眼睑半开半闭的痉挛和头眼斜视可能比强直明显。

什么是婴儿游走性部分性发作

发病年龄 13 天至 7 个月，1～10 个月达到高峰。发作早期表现为自主神经症状，如呼吸暂停、发绀、面部潮红。后期发作多样化，可从一种发作类型转变成另一种类型的发作，临床表现为双眼斜视伴眼肌痉挛、眼睑颤搐、肢体痉挛、咀嚼运动、呼吸暂停、脸红、流涎等。肌阵挛罕见，也可出现继发性全身发作。两次发作间，婴儿无精打采、流涎、嗜睡、不能吞咽。

什么是惊吓性癫痫

1989 年的国际分类中，将惊吓性癫痫作为一种有特殊诱因的癫痫发作，而在 2001 年的国际分类中，将其作为癫痫综合征，归于反射性癫痫中。惊吓性癫痫的主要特征是有某种突然的、没有预料到的、通常是某种声音所引起的发作，表现为惊跳，随后有一短暂的、通常不对称的强直，很多人有跌倒，也可有阵挛，发作频繁，持续时间少于 30 秒。大多数病人仅对一种刺激敏感，但不能预计其性质，反复刺激可能有短时间的耐受，自发性发作少见，惊吓性发作属难治性癫痫。

什么是家族性颞叶癫痫

在成人及儿童均可见到，病人呈家族性聚集，临床表现为颞叶发作，容易控制，病程为良性经过。大多发生在青少年或成年早期，起病年龄从 10~63 岁不等。部分病人有热性惊厥或热性惊厥家族史。临床表现为颞叶起源的部分性发作，多为主观症状，如熟悉感、知觉障碍、恐惧等，也可出现睡眠中的全身性强直－阵挛发作。病人智力发育正常，无其他神经系统异常发现，没有难治性颞叶癫痫的表现。

什么是间脑癫痫

间脑癫痫是指以发作性自主神经功能障碍为主的癫痫发作类型。头痛型癫痫、腹型癫痫都属于间脑癫痫的类型，临床上发病人数少。有人统计，约占全部癫痫发作类型的 8.4%，男女比例为 3∶2，任何年龄均可患病，以 3~9 岁为多。间脑包括丘脑、丘脑上部、丘脑底部、丘脑下部，后者是自主神经中枢。间脑癫痫是指这个部位病变引起的发作性症状而言，实际上病变并非累及整个间脑。但由于这一名称应用已久，所以至今仍被临床上沿用。

间脑癫痫发作特点：

① 自主神经功能障碍的症状是发作性的，而且是可逆的，症状常常表现在一个或两个系统上。

② 发作时持续数秒至数分钟。

③ 间歇期无任何症状。

④ 除外其他科疾病。

间脑癫痫发作时，症状单独或合并其他类型癫痫出现，前者叫作单纯性间脑癫痫，后者为混合性间脑癫痫。

什么是晚发性癫痫

晚发性癫痫是指成年期起病的癫痫，大多以 20~25 岁作为晚发性癫痫的年龄起点。60 岁以后发生的癫痫，称为老年晚发性癫痫。

晚发性癫痫多为继发性的，常见的病因有：

① 脑外伤：可能是第一位的病因。可为全身性强直－阵挛发作、简单或复杂部分发作、自主神经发作和失神发作等。

② 颅内感染：脑炎、脑膜炎、脑脓肿、脑结核瘤以及炎症急性期脑皮质静脉或动脉血栓形成，各种类型的脑水肿均可导致癫痫，感染后的脑膜粘连或皮质瘢痕也是致病因素。可为全身性强直－阵挛发作和部分发作。

③ 脑肿瘤：中老年发病率较高，约 1/3 脑肿瘤病人以癫痫为首发症状，大脑半球肿瘤的癫痫发生率可高达

50%。肿瘤的生长速度越慢，癫痫的发生率越高。脑转移瘤以肺癌最多，1/3 或更多可表现为先行型，即转移灶的症状已很明显，原发灶尚无症状或常规条件无法检出。发作多为简单或复杂部分性发作，也可为全身性强直－阵挛发作。脑电图显示约 80%有局灶性改变。

④ 脑血管病：是老年晚发性癫痫最常见的病因，可占 30%~44%。癫痫可发生于急性期，也可在卒中数年之后，或作为其唯一的表现或首发症状，多发生于缺血性脑血管病，出血性者多发生于急性期。脑动静脉畸形和脑动脉瘤是少见原因，且均发生在年轻病人。

⑤ 其他：如脑猪囊尾蚴病、脑型血吸虫病和代谢性疾病，非酮性高血糖症、低血糖、低血钙及尿毒症等均可致痫性发作。

痫性发作和癔症发作有何区别

① 发作场合：癫痫病人在任何情况下，白天或夜间均可发作；癔症有精神诱因及有人在场时。

② 眼位：癫痫病人上睑抬起，眼球上窜或转向一侧；癔症眼睑紧闭，眼球乱动。

③ 面色：癫痫病人面色发绀；癔症面色苍白或发红。

④ 瞳孔：癫痫病人瞳孔散大，对光反射消失。癔症瞳孔正常，对光反射存在。

⑤ 角膜反射：癫痫病人角膜反射消失；癔症角膜反射存在。

⑥ Babinski 征：癫痫病人常为阳性；癔症 Babinski 征阴性。

⑦ 摔伤、尿失禁：癫痫病人可有摔伤、尿失禁；癔症无摔伤、尿失禁。

⑧ 持续时间：癫痫病人持续1~2分钟；癔症可长达数小时。

⑨ 终止方式：癫痫病人可自行停止；癔症需安慰及暗示治疗。

⑩ 激惹性格：癫痫病人很少有激惹性格；癔症较多。

⑪ 脑电图：癫痫病人可见痫性放电；癔症无痫样放电。

癫痫对儿童智能有哪些影响

资料显示，在癫痫的儿童中，智力低下的发生率较正常儿童为高。其原因很多，主要是原发病造成脑的损伤。另有资料显示，临床有发作，脑电图示阵发性棘波发放也能损害记忆的积累、储备和回忆过程。

① 癫痫持续状态：精神、神经后遗症发生率可达50%。

② 癫痫的类型与脑的损害有关：小儿良性癫痫、青少年肌阵挛、儿童失神发作对智力影响较小。婴儿痉挛症、Dravet综合征、伦—格(Lennox－Gastaut)综合征、复杂部分性发作可造成严重的智力低下。

③ 起病年龄：起病年龄越小，损伤智力的危险性越高。

④ 抗癫痫药物的应用：一般倾向于用药种类越多，不良反应越大。一般选用单种药物。目前临床使用较多的有托吡酯(妥泰)、拉莫三嗪、奥卡西平。

⑤ 癫痫发病前的智力与病因有关。

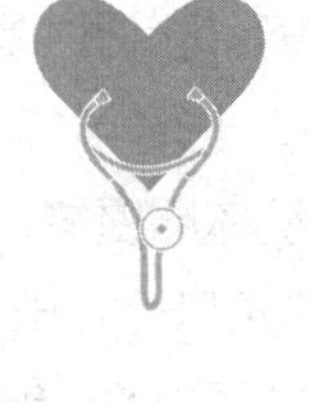

患了癫痫 需进行 哪些项目诊断检查

姓名 Name ______ 性别 Sex ______ 年龄 Age ______

住址 Address ______

电话 Tel ______

住院号 Hospitalization Number ______

X 线号 X-ray Number ______

CT 或 MRI 号 CT or MRI Number ______

药物过敏史 History of Drug Allergy ______

患了癫痫病人应做哪些检查

① 脑电图:除了详细的病史、神经系统查体,脑电图检查被认为是诊断癫痫最重要的检查方法。常规脑电图、脑地形图、24 小时激光动态脑电图等多种脑电图检查能够为癫痫的诊断提供重要证据。

② 影像学检查:要明确癫痫的病因,应进一步行头颅计算机体层摄影(CT)、磁共振成像(MRI)、正电子发射断层扫描(PET)、单光子发射计算机断层扫描(SPECT)、功能磁共振成像(fMRI)等,检查是否有相应的引起癫痫的病灶。

③ 实验室检查:根据发作病情和诊断需要,对疑似癫痫发作的病人选择相应的实验室检查。代谢和电解质紊乱常是惊厥的原因和癫痫发作的诱因,常规血生化可检查低血糖、高血糖、钠钙镁缺乏、肝肾功能不全和呼吸循环损伤等。全身癫痫大发作后,机体可有短暂的代谢紊乱,如释放肌酸激酶和催乳素等。在发作后一定时间内检测这些物质有助于同假性癫痫发作的鉴别。新生儿期惊厥,病史和体检提示缺血缺氧时,应检查动脉血气和血清生化。对青少年,应注意药物滥用的筛查。对抗癫痫药治疗病人,注意检测血药浓度有无用量不足、漏服或药物中毒现象。怀疑脑炎和脑膜炎时,做腰椎穿刺查脑脊液常规、生化、涂片和培养。对疑似神经变性病,如进行性肌阵挛癫痫等可做肌肉活检、脱氧核糖核酸(DNA)分析、酶学等遗传学检查。

癫痫病人为何需做脑电图检查

人类的大脑与身体的其他部位如心脏、肌肉等一样，总是在自发的不断进行着很微弱的生物电活动，能产生生物电流。脑电图(EEG)检查就是通过在头皮上安放电极的方法，利用脑电图描记仪将脑自身微弱的生物电放大记录，得到有一定波形、波幅、频率和相位的曲线图，以帮助诊断疾病的现代辅助检查方法。当脑组织发生病理或功能改变时，脑电图曲线可发生相应的改变，从而为临床诊断、治疗提供依据。

脑电图检查在癫痫诊治中有哪些临床作用

① 癫痫性发作、癫痫的诊断和鉴别诊断：临床上许多阵发性疾病类似癫痫性发作，如晕厥、偏头痛和癔症性发作等。此时脑电图有无癫痫性放电、放电是否与异常行为同步吻合是诊断和鉴别的关键。

② 癫痫性发作和癫痫综合征的分类。

③ 癫痫灶的定位：脑电图是寻找癫痫始发部位、扩散途径和终止部位的最佳手段之一。癫痫外科手术治疗前必须明确所有发作是否均发自一个部位、具体解剖位置和范围。脑电图可直接定位要切除的脑组织及范围。

④ 提示可能的病理改变：弥散性背景异常和局部慢波多提示症状性癫痫，局部持续性明显波幅减弱或多形性 δ 活动提示结构性损伤。

⑤ 检测疗效和评估预后：长时间跟踪脑电图变化、定量发作频率，有助于检测治疗效果，许多特征性脑电图波形是估计预后的可靠依据。

什么是动态脑电图

动态脑电图是由病人携带的微型盒式磁带记录装置，通过安放在病人的头皮上的电极，记录和储存脑电信号，可对病人在清醒、各种活动和睡眠过程中的脑电图表现做 24 小时不间断记录。动态脑电图可在正常环境下，病人从事日常活动的过程中，长时间实时地记录病人的全部脑电活动，并将脑电信号通过差分前置放大器记录在磁带上，通过回放重现原来录制的脑电图图像。

动态脑电图比常规脑电图有哪些优势

常规脑电图与动态脑电图相比，经济方便，其缺点是不能对脑电状态做长时间的描记，因而捕捉到癫痫波的机会较少，对深入细致地研究脑电图有一定的局限性。动态脑电图能 24 小时监测，弥补了常规脑电图的不足。病人不但可随身携带，自由活动，并可做长时间记录，其诊断阳性率也高于常规脑电图，对癫痫的脑电图研究有较高的价值。

动态脑电图有哪些临床应用

① 用于癫痫的诊断：癫痫是一种发作性综合征。由于

其特点呈爆发性和过性，因此在脑电图上所特有的改变也不持续性出现，故常规脑电图描记往往因时间有限而无法捕获到异常波，而动态脑电图因其记录时间长，使检测到异常波的概率提高，因此癫痫病的检出阳性率也得以提高。

② 用于癫痫的鉴别诊断：动态脑电图可对癫痫进行鉴别诊断，有助于观测癫痫发作时电位的频率特征和病灶波及的范围，特别是识别睡眠时亚临床发作性癫痫。能在一定时间内确认痫样波发放的数量及持续的时间，起到定量化诊断的作用。

③ 用于指导癫痫的治疗：经过一段时间治疗的癫痫病人，是否需要调整药物、剂量、临床治疗效果，以及是否可终止治疗等，通过动态监测的脑电图结果，给临床医生提供判断的依据。

④ 用于癫痫与其他疾病的鉴别：可用于临床上有些病症，如晕厥、不明原因的一过性意识障碍、癔症，脑血管病中的脑和心源性疾患的鉴别诊断，它们发作时所表现出来的临床症状与癫痫极为相似，通过脑电监测以提高鉴别诊断的水平。

⑤ 用于睡眠研究：动态监测包括日常活动和休息，可监测睡眠时发作的脑电与临床疾病，如发作性睡病、睡眠呼吸暂停综合征、青少年周期性嗜睡贪食综合征、胖睡病及夜惊、夜游症、梦魇、失眠症。

什么是脑电图的诱发实验

脑电图诱发实验是一组特殊的程序，其目的是在进行临床脑电图记录时，放大或引出正常或异常的脑电活动。诱发程序主要包括：a. 化学方法：过度换气及药物[贝美格

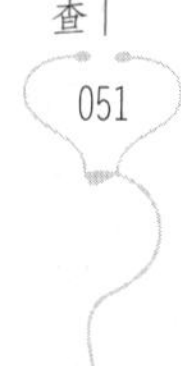

（美解眠）等］诱发。b. 改变输入信号：其中有闪光、视觉、图像、听觉、躯体感觉等。c. 改变状态：睡眠、剥夺睡眠。很多诱发程序已经成为常规脑电图检查的一部分。

什么是睡眠诱发试验

一般认为睡眠，尤其是浅睡眠期间，癫痫波发放是清醒时的 2 倍以上。这是由于睡眠时大脑网状结构激活系统功能降低、大脑皮质及边缘系统脱离了控制而有利于癫痫波发放所致。所以对于一些睡眠中易发作的癫痫，该方法尤其适用。常用的方法有自然睡眠、剥夺睡眠和药物睡眠 3 种。

哪些癫痫病人适宜做睡眠诱发试验

睡眠阶段脑电图常用于疑诊癫痫或已经确立癫痫诊断的病人。下述情况更强调睡眠脑电图：a. 清醒脑电图正常或者结果不肯定。b. 怀疑夜发性癫痫发作。c. 睡眠可能诱发的脑电图变化对诊断有非常重要的意义。例如，睡眠诱发对儿童良性局灶性癫痫等。

做脑电图检查前需做好哪些准备

① 将头洗干净，不要涂抹油性物质。

② 前一天晚上要睡好觉（剥夺睡眠者除外），要按时进餐，以防低血糖影响结果。

③ 对于年龄太小或不能合作者，必要时给以水合氯醛口服或灌肠。

④ 对有高热惊厥者，最好在症状停止 10 天后进行脑电图检查。

⑤ 检查时精神不要紧张，头皮上安放接收电极，不是通电。

⑥ 全身肌肉放松以免干扰脑电图结果。

⑦ 按医生要求，睁眼、闭目或过度呼吸。

何谓正常脑电图

健康人除个体差异外，在一生不同的年龄阶段，脑电图各有其特点。对于正常成人脑电图，其波形、波幅、频率和位相等具有一定的特点。临床上根据其频率的高低将波形分成以下 4 种：

β 波：频率在 13 赫兹以上，波幅约为 δ 波的一半，额部及中央区最明显。

α 波：频率在 8~13 赫兹，波幅 25~75 微伏，以顶枕部最明显，双侧大致同步，重复节律地出现 δ 波称 θ 节律。

θ 波：频率为 4~7 赫兹，波幅 20~40 微伏，是儿童的正常脑电活动，两侧对称，颞区多见。

δ 波：频率为 4 赫兹以下，δ 节律主要在额区，是正常儿童的主要频率，单个的和非局限性的小于 20 微伏的 δ 波为正常，局灶性的 δ 波为异常。δ 波和 θ 波统称为慢波。

因小儿的脑组织正在不断发育与成熟之中，因此其正常脑电图也常因年龄增长而没有明确的或严格的界限，具体内容很复杂，一般非专业人员不必掌握。

何谓成年人正常脑电图

① 由 α 波和快波组成，只有少数慢波，散在性 θ 波占 10%~15%以下，无明显 δ 波。

② α 波和快波显示正常分布，即 α 波主要分布于枕顶区，快波分布于额、颞前区。

③ 左右对称部位的 α 波频率差不应超过 20%，枕部的波幅差不超过 50%，在其他部位不应超过 20%。（惯用右手的人，由于左侧半球传入冲动较多，α 波受抑制，所以右侧半球波幅较高。）

④ 波幅不应过高，α 波平均波幅小于 100 微伏，β 波应小于 50 微伏。

⑤ 不出现棘波、尖波等发作波。

⑥ 在睁、闭眼，精神活动及感觉刺激时，α 波应有正常反应。

85%的正常人可以是上述脑电图波形，15%可有轻度异常改变。

正常脑电图可分以下 4 型：α 形脑电图、β 形脑电图、低电压脑电图、不规则脑电图。

何谓小儿正常脑电图

① 清醒时不出现高波幅的广泛性 δ 波。

② 自然睡眠中不出现 50 微伏以上的广泛性 β 波。

③ 慢波不是恒定局限在某个部位。

④ 睡眠时顶部峰波、纺锤波、快波不是恒定在一侧缺乏或减弱。

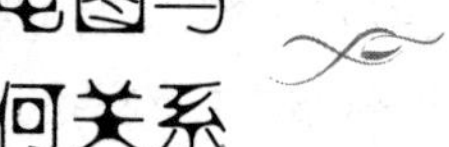

正常脑电图与年龄有何关系

正常脑电图随年龄变化而演变，且个体之间有差异。下表是正常脑电节律与年龄的关系。

正常脑电图与年龄的关系

年　龄	正常脑电波节律(赫兹)
3 个月	3~4
5 个月	5
12 个月	6~7
2 岁	7~8
3 岁	8
7 岁	9
15 岁	10

什么是异常脑电图

异常脑电图可分为轻度、中度及重度异常。

① 轻度异常脑电图：α 节律很不规则或很不稳定，睁眼抑制反应消失或不显著。额区或各区出现高幅 β 波。θ 波活动增加，某些部位 θ 波活动占优势，有时各区均见 θ 波。过度换气后出现高幅 θ 波。

② 中度异常脑电图：α 节律活动频率减慢消失，有明显的不对称。弥散性 θ 波活动占优势。出现阵发性 θ 波活动。过度换气后，成组或成群地出现高波幅 δ 波。

③ 重度异常脑电图：弥散性 θ 及 δ 波活动占优势，在

慢波间为高电压δ波活动。α节律消失或变慢。出现阵发性δ波。自发或诱发地出现高波幅棘波、尖波或棘－慢综合波。出现爆发性抑制活动或平坦活动。

什么是成年人异常脑电图

成年人脑电图中有下列标准中任何一项,都属于异常脑电图。

① 基本节律的优势频率在8次/秒以下的慢波(广泛异常或局限性异常),或优势的基本节律为14次/秒以上的高幅快波(30微伏以上),但低幅快波图形一般属于正常。

② 基本节律中混有发作性慢波,即慢波频率为0.5~3次/秒δ波者为异常(广泛异常或局限性异常);慢波频率为4~7次/秒θ波者,再根据慢波数量分为广泛重度异常(50%以上),局限性异常。

③ 基本节律的平均振幅异常高(15微伏以上,广泛中度异常)或相反的基本节律成为平坦,有时只有低波幅的不规则慢波(广泛中度或重度异常)。

④ 给予各种醒觉刺激(如睁眼)时不出现基本节律的一侧性或两侧性抑制(局限性异常或广泛性轻度异常)。

⑤ 基本节律的振幅在左右对称部位之间有恒定的20%以上差异为局限性异常。但在枕部有50%以上差异时才有诊断意义。此外,左右对称部脑电图的平均周期(或平均频率)有10%以上的差异时为局限性异常。

⑥ 出现棘波、锐波、棘－慢波或锐(尖)－慢波或经过诱发试验而产生异常波时(局限性或广泛性异常)。

⑦ 出现阵发性或爆发性慢波或快波时,或者经过诱发

而产生以上异常波时(局限性或广泛性异常)。

⑧ 正常睡眠时出现快波、顶部峰波、锤波、k－综合波等,即有明显左右差异或有一侧性缺乏(局限性异常)。

什么是小儿异常脑电图

① 基本节律减低或增高。

② 各区波幅明显减低或增高。

③ 出现棘波、尖波、病理复合波或高度失律,以及爆发性抑制活动或平坦活动等。

④ 两侧显著不对称。

⑤ 有局限性改变。

何谓癫痫波

癫痫波一般指棘波、棘－慢波、尖－慢波、多棘－慢波、多棘波等。另外,突出于背景波上的高幅阵发性 δ、β、θ 节律波,对癫痫也有一定诊断意义。

① 棘波:棘波为突发性的一过性脑电图变化,明显突出于背景,痫样波形是最具特征性的表现之一。多为负相,也可为正相或双相、三相。其波幅大小各不相同,多在 100 微伏以上。50 微伏以下者称为短棘波或小棘波。周期在 80 毫秒以内。棘波的出现提示脑部有刺激性病灶。若在慢波背景上出现的棘波,常揭示来自原发癫痫灶或其附近区域。在正常背景上出现棘波,波幅常较低,周期长,多由远处病灶传播而来。若在脑电图描记中出现棘波逐渐增多现象或形成棘波节律,常预示即将出现临床发作。棘波可见于各型癫痫。

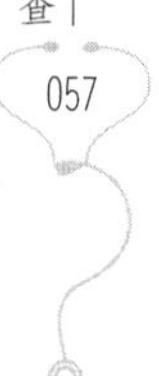

② 尖波：尖波为突发性一过性脑电图变化，意义与棘波相同，是神经元同步放电的结果，为常见的痫样波的特征波形之一。其上升支与棘波相似，较陡直，而下降支较缓，其周期在80~200毫秒之间，波幅100~200微伏，常为负相。它由较大的癫痫灶中多数神经元棘波放电的不完全同步，或为较大的病灶中大量神经元同步性放电恢复的延迟，也可以是病灶在皮质深部或皮质下棘波灶远距离传播，为棘波时间上的延长。可见于各型癫痫发作间期脑电图中。

③ 棘－慢复合波：棘－慢复合波是由棘波和周期为200~500毫秒慢波所组成的，均为负相波，正相波出现者极为少见。波幅一般较高，达105~300微伏，甚者达500微伏以上。通常两侧同步性阵发出现，额区最明显，也可散发或局限性出现。这种异常放电可能起源于皮质深部的中线结构，或始于视丘，影响的皮质只限于背内侧核的投射部分。复合波中慢波是主要成分，比较规则而有节律，棘波出现其间。若在慢波的上升支或下降支上，波幅高低不一，一般不超过慢波波幅。临床中，曾发现除先有棘波后有慢波的典型棘－慢复合波形式外，尚有慢－棘波形式出现，即慢波在前，随后出现一个棘波，或棘波附着于慢波下降支上，其意义与棘－慢复合波相同。可能系棘－慢复合波的一种变异形式。棘－慢复合波频率不同，临床意义也不相同，典型3赫兹棘－慢复合波节律，多见于失神小发作，1~2.5赫兹棘－慢复合波最多见于伦－格（Lennox － Gastaut）综合征。

④ 尖－慢复合波：尖－慢复合波是尖波后跟一个慢波。一般为1.5~2.5赫兹尖－慢复合波，也可见4~6赫兹尖－慢复合波。出现形式多种多样，多呈不规则同步爆发，也可见弥散性或连续性出现，也可一侧性或局限性出现。

多见于颞叶癫痫，弥散性尖－慢节律见于顽固性大发作和失神性小发作，提示脑组织深部存在较广泛的癫痫病灶。

⑤ 多棘－慢复合波：多棘－慢复合波是由数个棘波和一个慢波组成，常成串连续出现或不规则出现。棘波波幅高低不一，一般不超过慢波。常预示有痉挛发作，是肌阵挛性癫痫最具特征的波形之一。

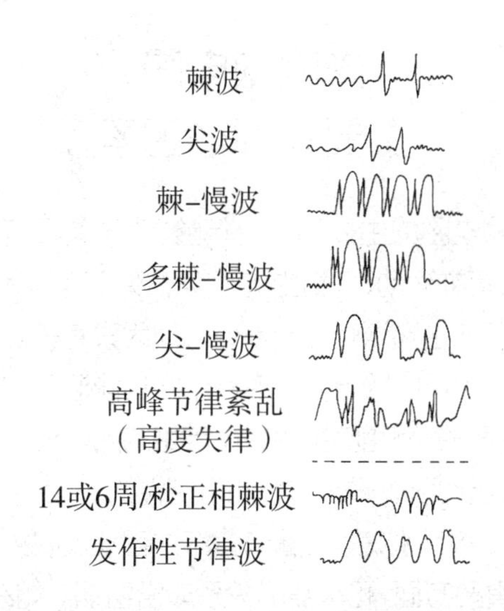

⑥ 多棘波：多棘波为 2～6 个棘波成簇单独出现。有时也随附一个或多个慢波，形成多棘－慢复合波，多见于肌阵挛性癫痫，是多棘－慢复合波的一种变异形式。但当棘波连续出现，数量增加，频率变快，或由某一脑区逐渐扩散至整个大脑时，预示病人将出现临床发作，或系发作开始的脑电图表现，且多为大发作。

⑦ 阵发性或爆发性活动：也称发作性节律波。即在原有脑电图背景上出现阵发性高波幅节律。其成分为 δ 节律、θ 节律、α 节律和 β 节律，多呈高波幅发放，明显区别于背景脑电图，突然出现，突然消失。多源于中枢神经系统脑

内病灶发出，但诊断价值不如上述放电波形。

⑧ 高度节律失调：其特点为高波幅（300~2 000 微伏）棘波、尖波、多棘波或多棘－慢复合波，及慢波在时间和部位上杂乱地、毫无规律地出现的一种独特图形。见于 3 个月至 5 岁婴幼儿，以 3~8 个月最常见。最多见于婴儿痉挛，预示患儿存在严重的脑损伤。

影响脑电图主要有哪些因素

影响脑电图的主要因素有年龄、个体差异、意识状态、外界刺激、精神活动、药物影响和脑部疾病等。其中年龄和个体差异与脑生物学特点及遗传心理因素有关。外界刺激与精神活动引起的脑电波改变属于脑功能活动的一些生理性变化。药物影响和脑部疾病所产生的脑电波变化往往是病理性的，但也可以是一过性和可逆性的。

① 年龄和个体差异：脑电图作为客观反映大脑功能状态的一个重要方面，和年龄的关系非常密切。如在小儿，脑电图可以观察到随年龄增长的脑电波发展变化。年龄阶段不同，脑电波可显示明显的差异。另一方面，由于小儿时期脑兴奋抑制机制发育水平的年龄差异，对内、外界各种因素影响的反应较成人显著，容易出现明显的脑电波异常，而且异常的范围也较广泛，但相应的消失也较成人快。在小儿时期异常脑电波的出现也与年龄有关。年龄不同，异常波型也不相同，在癫痫时尤其如此。到成年时，脑电波逐渐稳定，中年后随着脑功能的逐渐减退，脑电波又产生相应的变化。到老年期由于有脑缺血性损害或有脑萎缩存在，大多数也会出现有意义的脑电波异常。脑电波的个体差异多在 1 岁后出

现，并随年龄的增长而逐渐增加，至成人时脑电波差异已相当显著。许多研究结果认为，脑电图与遗传及心理特征有一定关系，出生后各种环境因素对大脑和心理性格的形成也有一定的影响。

② 意识状态：脑电图能够反映意识觉醒水平的变化，成人若在觉醒状态出现困倦时，脑电图就由 α 波占优势图形出现振幅降低，并很快转入涟波状态。入睡后脑电波变化将进一步明显并与睡眠深度大致平行。在病理状态下，脑电图波形的异常又与病因及程度有关。除大多数表现为广泛性或弥散性波外，还可见到一些其他的异常波型。临床上常根据这些异常波型来推断意识障碍的病因、程度，还可确定病位。

③ 外界刺激与精神活动：脑电波节律一般易受精神活动的影响。如当被试者将注意力集中在某一事物或做心算时，α 节律即被抑制，转为低幅 β 波，而且精神活动越强烈，α 波抑制效应越明显，外界刺激也可引起同样的变化。这就是为什么在做脑电图时周围环境要安静，受检者要放松、不要思考问题的缘故。

④ 体内生理条件的改变：临床上诸如缺血缺氧、高血糖、低血糖、体温变化、月经周期的变化、妊娠期、基础代谢等都直接影响脑组织的生化代谢，脑电波也相应地出现变化。如脑组织酸中毒时，脑血管扩张，脑血流量增加，将引起脑电波振幅降低和出现快波化。

⑤ 药物影响：在临床上大多数药物对脑功能会产生直接或间接的影响，尤其是那些直接作用于中枢神经系统的药物可引起明显的脑电波变化。具体变化与个体差异、药物种类、服药方法、药量等有很大关系。如口服给药，刚开始和增加药量时会出现脑电波变化，有些在停药后的短期

内脑电波改变仍可持续存在，甚至会出现反跳现象而见到脑电波增强，这就是临床上治疗癫痫不能突然换药或停药的原因。

何谓脑电图伪差

脑电图的伪差又称伪迹或干扰，是指来自脑外的电位活动在脑电图中的反映。伪差的出现常给阅读、分析、判断脑电图造成困难，尤其是某些伪差与痫波很相似，临床上很容易造成误诊。因此，正确识别和排除伪差是很重要的。

引起脑电图伪差常见有哪些因素

引起伪差的因素很多，表现也多种多样，归纳起来有仪器和人体两个方面。来自仪器的伪差有描记仪故障、电极接触不良或故障、交流电干扰等。来自人体的伪差有眼睑及眼球运动、肌肉收缩、心电图、呼吸、哭泣、皮肤出汗、血管搏动等。

脑电图异常就是患了癫痫吗

脑电图检查只是诊断癫痫的一个依据，不能仅仅依据脑电图的异常武断地诊断为癫痫。在正常人群中有一部分人的脑电图可以表现为不正常，甚至还可以见到癫痫波。因此，大多脑电图报告中"轻度不正常"的结论，一般是没有临床意义的，要进行其他必要的检查或复查，并结合临床表现加以判断。

癫痫病人脑电图检查可以正常吗

大多数情况下，癫痫病人是在发作间期行脑电图检查的。发作间期可以检查到异常的脑电图，但这种异常出现的机会虽然比癫痫发作的机会多，但也不是持续不断的。脑电图的检查时间一般在30分钟左右，即使加上一些诱发试验，如闪光刺激、过度换气、睡眠剥夺等诱发试验，癫痫病人发作间期的脑电图异常率也不过80%。所以，一般癫痫发作频率低者、部分发作的病人等，常规脑电图检查可以是正常的。

疑似癫痫病人为什么需反复做脑电图

临床上常常遇到有些癫痫病人的发作表现不典型，单凭临床表现难以确诊是否癫痫发作，这时脑电图检查显得特别重要。有时在发作间歇期一两次脑电图正常又不能完全排除癫痫，这就需要反复检查脑电图。临床上有时为了确定癫痫发作类型和寻找癫痫病灶，也需反复检查脑电图。癫痫病人服药治疗过程中或准备减药时也常常需做脑电图，以帮助判断药物疗效和决定是否可以减药。由于以上原因，癫痫病人常常需要反复多次做脑电图检查。

反复做脑电图检查对大脑会有损害吗

脑电图检查是无创伤的。有些癫痫病人和家属担心做脑电图会对大脑有刺激，这种担心完全没有必要。脑电图检查是通过脑电图描记仪把大脑的电活动放大以后记录下来，对大脑不产生任何外来干扰，更不是对大脑通电。因此，也就不存在对大脑有什么刺激，只是有些地方采用针电极，使儿童检查时不能很好地配合。随着黏胶电极的普及，脑电图检查更方便、更无痛苦，临床可根据需要随时复查，反复检查。

癫痫病人做脑电图检查需要停药吗

做脑电图检查之前，如果短暂停药，确实可以比较客观地反映脑细胞的生物电活动，从而有助于提高脑电图等检查方法的诊断阳性率。但是，检查前停药有诱发癫痫大发作的可能，特别是对于儿童病人的危险性更大。临床上不能单纯为了追求更高的阳性率，给病人带来风险。

癫痫发作做脑电图检查为何有重要意义

在出现癫痫发作时进行脑电图检查，对癫痫的诊断、分型等意义重大。但由于癫痫是一种发作性疾病，很多人发作次数并不频繁，所以大多数病人脑电图检查不是在癫痫发作时,而是在发作间歇期进行的。癫痫发作间歇期也可有异常的脑电图表现,但这种异常脑电图出现的机会虽然比癫痫发作的机会多,但也是突发性的,不是持续不断的。所以一般脑电图检查时间要求在 30 分钟以上。

癫痫发作间歇期做脑电图检查有意义吗

癫痫在发作间歇期的脑电图正常与否,受多种因素的影响,如病因、病程、年龄、发作类型、病灶的位置及大小、癫痫波扩散的范围及程度、脑电图描记情况等。癫痫发作间歇期的脑电图可以反映癫痫的自身特征。临床医生可以根据过去的诊断、治疗及脑电图的比较,进一步评估病情变化。所以,发作间歇期的脑电图检查是必不可少的。

不同类型癫痫发作,脑电图会有哪些表现

脑电图是发作类型判断的最重要的检查手段。对不同的发作类型,脑电图显示相应的特征。

① 全面性强直–阵挛发作:脑电图背景活动正常或见非特异性异常。发作间期可见棘波、尖波、棘–慢波、多棘–慢波等异常波。过度换气可诱发上述癫痫波增多。少数可有光敏性反应。发作期脑电图强直期以 10~20 赫兹节律性棘波发放开始,波幅渐高而频率渐慢,逐渐转为棘–慢波,临床进入阵挛期,棘–慢波频率逐渐减慢至消失。发作后可见一过性电抑制,继以弥散性慢波活动,并逐渐恢复背景活动。

② 全面性阵挛发作：发作期脑电图表现为节律性高波幅棘－慢波、多棘－慢波发放，发作后电压抑制一般较轻。发作间期可见全导或多灶性棘波、尖波、棘－慢波、多棘－慢波等异常波。

③ 强直发作：发作期脑电图为广泛性 10～25 赫兹棘波节律，波幅逐渐增高。发作间期多缺乏特征性改变，背景活动可有异常，可见痫样放电。

④ 失神发作：脑电图背景活动一般正常。发作间期可见单个或短阵的3 赫兹的全导棘－慢波爆发，偶可局限在额区。睡眠期棘－慢波的发放常较清醒时频繁，但多呈散发性或片断性出现，频率及波形均不规则，并可见局限性放电，主要位于额区。睡眠中的放电一般不引起发作。

发作期脑电图图形是典型失神发作诊断必不可少的条件，表现为3 赫兹的双侧同步对称棘－慢波爆发，少数可有多棘－慢波。爆发起止突然，持续数秒至数十秒不等，多数为5～20秒，容易为过度换气诱发。初始阶段棘－慢波频率略快于3 赫兹，结束前则稍慢于3 赫兹。

⑤ 痉挛发作：婴儿痉挛发作间期特征性的改变为高度失律（或称高峰节律紊乱），背景杂乱无序，包括高波幅的慢波、棘波，不同步，无节律。局灶性棘波、多棘波和全导放电交替出现，在慢动眼睡眠期明显，快动眼睡眠期消失或完全抑制。刚睡醒时以及成串痉挛发作时，高峰失律可以一过性消失。高峰失律在婴儿早期形成，在儿童早期消失。同一病人的系列研究可以见到脑电图相互转变，如由新生儿期或大田原综合征时爆发－抑制，转变为婴儿痉挛症的高峰失律，再转变为伦一格（Lennox－Gastaut）综合征的棘－慢波。少数婴儿痉挛症缺乏高峰节律紊乱的图形，主要见于发病早期，但以后一般均发展为高峰节律紊乱。

发作期脑电图表现为全导尖波或慢波发放、全导电压降低和快活动。电压降低为最常见的发作期脑电图特点，见于70%的痉挛发作。

⑥ 肌阵挛发作：常见的脑电图表现为双侧对称多棘-慢波爆发，部分可有光敏性反应。

⑦ 失张力发作：发作间期脑电图缺乏特异性，可见全导棘-慢波或多棘-慢波发放。发作期脑电图多为全导棘-慢波或多棘-慢波爆发，也可为低波幅或高波幅快活动及弥散性低电压。

⑧ 局灶性发作：多数局灶性发作的发作期脑电图可见起源于相应皮质区域的异常电活动，可表现为波幅逐渐增高的各种节律性活动，也可出现局灶性的不规则尖波或慢波连续发放。发作间期可见局灶性癫痫样发放。如果放电起源位置较深，头皮脑电图可能记录不到异常放电、局灶性发作的典型发作期脑电图表现。

⑨ 继发全面性发作：发作起始为局灶性发作，发作过程中随着异常放电的扩散，躯体受累部位相应逐渐扩大，最终出现意识丧失，伴全身性癫痫发作。起源于不同部位的各种类型的局部性癫痫均可能继发全面性发作。发作开始时脑电图为局灶性痫样放电，所在部位常可提示发作的起源，以后逐渐扩散至周围脑区，最终出现全导异常放电。

癫痫有哪些神经影像学检查

用于癫痫诊治的神经影像学检查主要有两部分：a. 脑结构成像（MRT）：如颅脑 CT、颅脑磁共振成像（MRI），重点是寻找和确定引起癫痫的损害部位。b. 脑功能成像：如正电子发射断层扫描（PET）、功能磁共振成像（fMRI），重点是检查与癫痫发作有关的功能和代谢变化。在临床工作中，尤其对于评价有可能进行神经外科手术的病例，功能影像学是磁共振成像的重要补充。

癫痫病人为何需做神经影像学检查

① 发现癫痫病人潜在的病理变化，如肿瘤、肉芽肿、血管畸形、创伤性病变、卒中等，有可能需要进行针对性的特殊治疗。

② 有助于癫痫综合征和病因的诊断，从而能够为病人、亲属和临床医生提供准确的预后。

CT检查对癫痫诊疗有哪些意义

颅脑CT是结构性脑成像开始的标志，检查无创伤，简便迅速，对出血和钙化高度敏感。目前主要用于脑外伤、颅内出血、脑内钙化、脑积水和脑肿瘤等较大病理损害引起的症状性癫痫。但很多实质性病变如果较小，CT常不能显示出来。

磁共振成像对癫痫诊疗有哪些意义

颅脑磁共振成像（MRI）是脑结构成像的首选，能够提供多方位、多层面解剖信息，无骨干扰、离子辐射和生物毒性，图像清晰，是检测与癫痫发作相关病灶的重要手段。磁共振成像的敏感性和特异性优于CT，可清楚显示局部癫痫病灶的形态、位置、大小及与周围组织结构的关系，从而帮助神经科医生制订治疗方案。尤其对于可能手术切除的病灶，增加了手术治疗的机会，给许多难治性癫痫带来了治疗希望。

哪些病人宜做颅脑磁共振成像检查

国际抗癫痫联盟（ILAE）推荐每位病人至少应做一次磁共振成像以获取结构神经影像，但除外诊断明确的特发性癫痫，如儿童性癫痫伴中央颞区棘波、儿童失神癫痫、单纯热惊厥等。下述病人尤其应该接受磁共振成像检查：a. 首次出现癫痫发作病人，病史或脑电图提示局灶起源，无论发病于任何年龄。b. 首次出现癫痫发作病人，发作未分类或者表现为全面性发作，发病于出生后的第一年内或成人。c. 神经系统或神经心理检查显示具有局灶固定的缺陷。d. 使用一线抗癫痫药物治疗，不能达到临床控制。e. 使用抗癫痫药物控制后又丧失疗效，或者癫痫发作形式变化，提示进展性病变者。

磁共振成像检查有哪些诊断优势

① 海马硬化：在手术切除的脑组织中，约80%内侧颞叶癫痫病人存有海马硬化。在磁共振成像问世以前，海马硬化只能靠病理诊断。现在磁共振成像已经成为颞叶癫痫

有无海马硬化的公认的有效手段。

② 肿瘤性损伤：磁共振成像对肿瘤极为敏感。在难治性癫痫中，约12%由肿瘤引起，以星形细胞瘤、胚胎发育不良性神经上皮瘤和神经节神经实质瘤最常见。

③ 血管畸形：用磁共振成像可检测出4种与症状性癫痫相关的血管畸形：腔隙性血管瘤、动－静脉畸形、静脉血管瘤和毛细血管扩张。

④ 脑皮质发育异常：磁共振成像可检测出皮质发育异常：有无脑回畸形、巨脑回、灰质异位、多小脑回和裂脑畸形等。

何谓正电子发射断层扫描

颅脑正电子发射断层扫描（PET）是研究活体脑生化代谢过程的现代无创伤技术手段，可反映脑局部放射性浓度，客观展示当时脑生理和病理代谢活动。通过使用不同示踪剂，可显示和标记脑耗氧量、葡萄糖利用率、脑血流量、神经递质合成和受体－配体结合等。

颅脑正电子发射断层扫描对癫痫诊疗有哪些作用

颅脑正电子发射断层扫描（PET）可反映脑局部放射性浓度，客观展示当时脑生理和病理代谢活动。主要用于术前识别和确定癫痫发作期病灶、手术中需要保留的语言优势区，研究局部性及全身性癫痫发作的病理生理变化。目前^{18}F－脱氧葡萄糖－正电子发射断层扫描[(^{18}F)FDG－

PET]在颞叶癫痫的应用中取得了很多经验。(^{18}F)FDG－PET检测颞叶癫痫比磁共振成像检查更加敏感。但电子发射断层扫描示踪剂半衰期短，在癫痫发作期的应用受限。另外，电子发射断层扫描检查昂贵，技术要求高，目前电子发射断层扫描检查主要见于少数大型医疗中心。

何谓单光子发射计算机断层扫描

单光子发射计算机断层扫描(SPECT)和电子发射断层扫描(PET)相似，均为放射性核素断层图像技术，仪器设备较正电子发射断层扫描低廉、普及，易于推广使用。主要用于了解癫痫病人局部脑血流量和代谢变化，单光子发射计算机断层扫描显示的发作间期脑局部低灌注和发作期高灌注有助于确定局部癫痫性发作的癫痫病灶。单光子发射计算机断层扫描显示发作期局部高灌注有一定优势，因使用的示踪剂^{99m}Tc－六甲基丙烯胺半衰期相对较长，容易纪录到发作期变化。但单光子发射计算机断层扫描不如电子发射断层扫描图像清晰和敏感。

什么是功能磁共振成像

功能磁共振成像(fMRI)利用测试含氧血红蛋白和脱氧血红蛋白的不同信号变化，直视活动相关性脑功能变化。功能磁共振成像能识别主运动区和感觉区、确定语言优势半球、检测癫痫发作期和发作间期的血流量，以及研究记忆功能、用于癫痫术前语言功能区定位和指导保留语言优势区。目前功能磁共振成像使用较电子发射断层扫描常见，相对价廉，无放射性，危险性小，可多次重复检查，但要求病人清醒、静卧、合作，活动易干扰检查结果。

什么是磁共振波谱技术

磁共振波谱（MRS）是一种无创伤性研究人体正常或病理组织代谢、生化改变及化合物定量分析的方法，特异性较强。在神经系统多用于脑肿瘤的诊断，可以观察多种代谢物质的浓度，主要包括 N－乙酰天冬氨酸（NAA）、胆碱（Cho）、肌酸（Cr）、乳酸（Lac）、脂质（Lip）、肌醇（MI）以及谷氨酸和谷氨酰胺（Glu/Gln，Glx）等。

磁共振波谱技术有哪些临床应用

目前磁共振波谱技术（MRS）在颞叶癫痫检查中的作用已得到初步评价，可为代谢异常的病灶提供有意义的信息。敏感度可达到90%。同时，磁共振波谱技术对于脑结构成像正常的病人诊断也有意义。但磁共振波谱技术空间覆盖率低，限制了临床应用。

何谓脑数字减影血管造影

脑数字减影血管造影（DSA）是将血管造影的影像通过数字化处理，把不需要的组织影像删除掉，只保留血管影像。这种技术叫作数字减影技术，其特点是图像清晰、分辨率高，对观察血管病变、血管狭窄的定位测量、诊断及介入治疗提供了真实的立体图像，为各种介入治疗提供了必备条件。主要适用于血管性疾病及肿瘤的检查、治疗。

脑数字减影血管造影对癫痫诊治有何意义

脑数字减影血管造影主要用于以下疾病：

① 颅内血管性疾病，如颅内动脉瘤、动静脉畸形、动静脉瘘、血栓形成等。

② 颅内占位性病变，如颅内肿瘤、血肿等。癫痫病人怀疑由上述病因引起的癫痫发作，可考虑该项检查。

癫痫病人需做哪些检查来评价疗效

对于长期服用药物控制癫痫发作的病人，长时间跟踪脑电图变化，有助于检测治疗效果。另一个是抗癫痫药物血药浓度的检测，为临床控制癫痫提供了大量有价值的信息，帮助医生及时调整用药，对提高临床用药具有重要指导意义。

何谓血药浓度

血药浓度是指药物在人体血液中的稳态浓度。所谓稳态血浓度是指规则服药后当机体的吸收量和排泄量达到平衡状态时的血药浓度。具体来讲，稳态浓度是指病人每日血中药物浓度始终比较恒定地稳定在有效范围。每种药物均需服用一定时间才能达到稳态浓度。

癫痫病人为什么要检测血药浓度

不同的病人对药物的吸收、代谢、排泄有一定差异，儿童尤其明显。相同体重服用相同的药量，有的能控制发作，有的则不能，有的无不良反应出现，有的出现毒性反应，相同药量而血药浓度不相同是其原因之一。所以需要测定血药浓度，以达到用药个体化的目的。影响药物血浓度的因素是多方面的，如遗传、同时服用其他药物、肝肾胃肠疾病等。

目前大多数癫痫病人，均需长期服用抗癫痫药来控制癫痫的发作。在就诊时，临床医生会告知病人要进行抗癫痫药物血药浓度的检测。然而有些病人、特别是长期服药的病人，常常因为怕麻烦不去医院检测药物的血浓度，甚至自行随意加药、减药，严重干扰了正规的药物治疗。

血药浓度检测有哪些好处

临床医生通过监测血药浓度来制订个体化的给药方案，相对于经验性用药，它有以下好处：

① 根据血药浓度调整剂量，充分发挥抗癫痫药的治疗作用，大大提高癫痫的单药控制率，避免不合理的联合用药。

② 监测血药浓度不仅能够及时发现药物过量所致的中毒反应，还能为判断中毒程度、调整用药方案提供科学的

依据。

③ 缩短摸索用药剂量的时间，为病人制订合理的给药方案。

④ 通过监测血药浓度为具有特殊药代动力学的病人（如婴幼儿、孕产妇、老年人和肝肾功能不全者）制订符合其自身特点的给药方案。

⑤ 不遵循医嘱服药是药物治疗失败的主要原因之一，医生可以通过血药浓度这一客观数值了解病人的依从性。

哪些情况下需做抗癫痫药物血药浓度测定

① 目前认为只有那些血药浓度与药效关系密切、有效血药浓度范围窄的药物才有必要进行监测，如卡马西平、苯妥英钠、苯巴比妥。特别是苯妥英钠，其治疗剂量和中毒剂量接近，药量低不能控制发作，药量高易发生中毒，所以在最初服药时和每次调整剂量前应测定其血药浓度。

② 由于个体差异，即使同一种药物对不同病人的疗效也会有所不同。当药物剂量已达到常规剂量仍不能控制发作时，首先应测定血药浓度，明确是否达到有效血药浓度。

③ 初次服用某种剂量或增加剂量后发作无明显变化，在调整剂量前必须了解其血药浓度。需在初次服药或增加剂量后达 5 个半衰期以后测定。

④ 联合应用两种或多种抗癫痫药物时，测定血药浓度有助于了解药物之间相互作用的性质和程度，从而判断各药的治疗效果。

⑤ 癫痫病人伴发肝、肾、消化道疾病或加用其他药物时，可能对正在服用的抗痫药物的代谢和消除有影响时应

该监测血药浓度。

⑥ 治疗中一旦出现共济失调、精神异常或认知障碍时,应立即测定血药浓度,发现药物浓度高于正常上限时,应及时调整剂量。

哪些抗癫痫药物需要监测血药浓度

① 巴比妥类:苯巴比妥等。

② 乙丙酰脲类:苯妥英钠等。

③ 双链脂肪酸类:丙戊酸、丙戊酸钠、丙戊酸镁。

④ 琥珀酰亚胺类:乙琥胺、苯琥等。

⑤ 苯二氮䓬类:地西泮、硝西泮、氯硝西泮。

⑥ 亚氨基芪类:卡马西平。

⑦ 磺胺类:醋氮酰胺、磺胺噻嗪等。

怎样进行血药浓度检测

血标本的采集最好在早晨第一次服药前,此时测定的浓度可反映体内药物的最低有效水平。病人在门诊时应注意采血当天清晨不要服药,随身携带药物待抽血后及时补服。同时应结合病人的年龄、体重、性别、肝肾功能和服药情况,以便对其血药浓度进行正确的评估。

对临床有指导意义的血药浓度数据,采血时间的选择非常重要。正确的采血时间应在病人用药达稳态后取血,一般经5~6 个药物半衰期达稳态。检测抗癫痫药物适当的采血时间:苯妥英为用药后2~3 周,丙戊酸为用药后3~4 天,乙琥胺为5~10 天,扑米酮为1~2 天,卡马西平由于自身诱导代谢作用在用药后3~4周达最大，以用药后3周、6周、9周采血为宜。峰浓度和谷浓度能够帮助医生判断用药过量或不足。若怀疑病人中毒，在病人服药后峰浓度或出现中毒症状时采血为宜；若怀疑药物疗效不佳，在谷浓度时采血为宜；判断病人依从性在服药稳态后任意时刻采血。

怎样测算血药浓度

抗痫药达稳态浓度约需要5个半衰期。药物半衰期是指药物一次服用后血中浓度达到高峰至被排出一半所需的时间。根据每种药物的半衰期，可以计算出各种药物需要多长时间才能发挥最好疗效。比如苯妥英钠、苯巴比妥的半衰期为20小时，那么达到稳态浓度就需要20小时×5=100小时，即5天以后就可发挥最好疗效；丙戊酸钠、卡马西平的半衰期为10小时，达到稳态浓度需要10小时×5=50小时，即2~3天就可发挥最好的治疗作用。有些药物从小剂量开始服用，慢慢加至有效量，这样达到血中稳态浓度所需时间相应延长，在服用这些药物时，需要至少观察7天才能判定有无疗效。

在癫痫的治疗中，医生关注的往往是有效血药浓度，它是指发生药理效应而不出现临床毒性反应时的药物浓度。举例来说，苯妥英钠的有效血浓度是10~20毫克/升。表示大多数病人服药后，血浓度在此范围内时，癫痫发作可得到控制，并且不发生不良反应。值得注意的是：有效血浓度是相对的，少数病人低于此浓度下限时治疗同样有效；个别病人血浓度达25~28毫克/升，仍无不良反应发生。

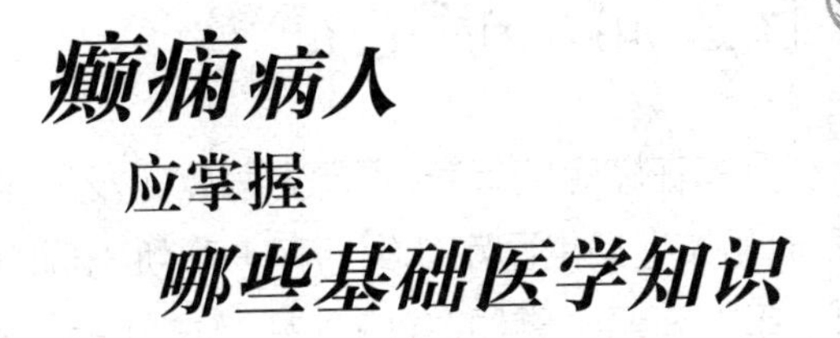

姓名 Name ________ 性别 Sex ____ 年龄 Age ________

住址 Address ________________

电话 Tel ________________

住院号 Hospitalization Number ________________

X 线号 X-ray Number ________________

CT 或 MRI 号 CT or MRI Number ________________

药物过敏史 History of Drug Allergy ________________

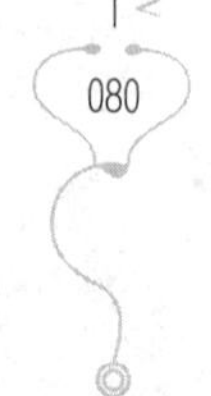

什么叫癫痫发作

癫痫发作是指不同病因作用于大脑皮质某个或某些部位，致使神经细胞群一次过度或超同步突然短暂放电，并相应地出现一次临床表现。临床上把这种每一次的异常表现过程叫一次癫痫发作。

什么叫癫痫综合征

癫痫综合征是指在特定的年龄、不同病因或促发条件下，某些临床表现和体征通常固定地组合在一起所出现的痫性疾病。如少年肌阵挛性癫痫、学龄前林－戈（Lennox Gastaut）综合征、婴儿痉挛症等。

中医学认为癫痫是一种怎样的疾病

在民间，人们习惯把癫痫病叫“羊角风”、“羊癫风”、“猪婆风”等，叫法虽然不一样，但是有一个明显的特点，就是根据对病人发作症状的直观认识来起名字。很显然，这贯穿了一种基本思想，即抓住了癫痫病人发作时抽风这个基本特征来进行概括，虽说不上是科学的概括，也没有抓住疾病的本质特征，但却是以症状为依据的。

中医学传统上把癫痫称作痫证或痫病，癫痫是后来的叫法。早期医书上医家多把癫、狂、痫混称，没有划出一个分明的界限。后来人们逐渐认识到，癫、狂、痫均属精神、神志方面的疾病，但三者又各有其显著的特征。癫和狂主要表现为精神错乱，以动作失常、情感障碍、幻觉幻想、意识紊乱为基本特征。医籍中多以阴阳不同来划分癫和狂，精神抑郁、静默痴呆、语无伦次者属阴，为癫症；精神亢奋、狂躁刚烈、打骂破坏者属阳，为狂症。痫症主要表现为不同程度的精神失常，严重者一发作就会猝然昏倒，不省人事，口吐涎沫，四肢抽搐，发作过后又和正常人无异。

严格讲，传统中医学并没有给癫痫下一个很准确、很科学的定义，虽然祖国医学对癫痫的认识早在2000多年前就有记载，例如马王堆汉墓帛书《五十二病方》中就列有"婴儿病痫方"专条，较为详细地记载了用"雷丸"、药浴治疗癫痫病的方法，并分析了"痫者，身热而数惊，颈脊强而腹大"等一些证候特点，但始终在理论概括上没有一个系统的说法。

何谓发作先兆

先兆症状是指在大发作前数秒钟内病人出现的幻觉、错觉、自动症或局部肌肉阵挛抽动等症状，而且在大发作后，常能回忆起昏迷前所出现的症状。

临床上先兆症状的出现，实质上是发作的首发症状，具有定位意义。另外，有大发作的先兆症状时，即预示癫痫将很快发作。

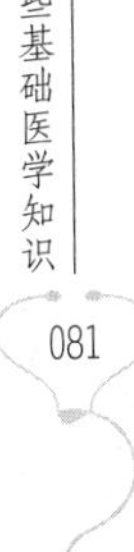

什么叫难治性癫痫

关于难治性癫痫的概念，目前尚无统一的认识。一般认为对癫痫发作选用适当的药物单独使用无效，改为联合用药，药物血浓度控制在有效范围内，坚持正规治疗2年以上仍不能控制，且经检查无进行性中枢神经系统疾病或占位性病变者，即属于难治性癫痫。

什么叫癫痫性格

癫痫性格也叫爆发型人格障碍，与癫痫并无肯定关系。主要表现为常因很细小的精神刺激即暴跳如雷，有的还表现为强烈的攻击行为，自己完全不能控制，发作后常对当时的冲动感到懊悔，发作间歇期完全正常。

癫痫发病有哪些原因

癫痫是一种多因素导致的疾病，大部分癫痫的病因尚不十分清楚楚，已知常见的病因如下：

① 遗传因素：癫痫病人家族的患病率较普通人群明显增高，血缘关系越近，遗传倾向越明显。对孪生儿中癫痫发病一致性研究显示，超过 50% 的单卵双生儿同时罹患癫痫。

② 先天发育异常：胚胎期大脑形成异常是癫痫常见原因。无脑回、巨脑回、神经元异位症、脑积水、脑室穿通畸形、胼胝体缺如、胶质细胞发育异常及异位造成的各种脑组织结构异常均可导致癫痫发作。其中部分先天发育异常的病因也与遗传有关。

③ 产前与产时损伤：产伤是婴儿期症状性癫痫的常见病因。缺氧、窒息、脑挤压伤、水肿、出血和梗死均能导致局部海马硬化，发展为颞叶癫痫。严重和持久的高热惊厥也可以导致上述损害。

④ 颅脑外伤：颅脑损伤后，特别是伴有凹陷性骨折、硬脑膜撕裂、血肿压迫以及靠近脑皮质表面的病灶易导致癫

痫发作，可以是损伤后1周内产生的早期痫性发作，也可在外伤后数年出现迟发的癫痫发作。

⑤ 脑肿瘤：是继发性癫痫中常见原因之一，有时癫痫可以是颅脑肿瘤的首发症状，甚至是唯一症状。特别是进展缓慢的良性肿瘤，有时可误诊为"原发性癫痫"。儿童胶质瘤多发，成人除胶质瘤外尚有脑膜瘤居多。

⑥ 颅内感染：见于各种细菌性、真菌性及病毒性脑炎、脑膜炎、脑脓肿、肉芽肿以及寄生虫病，如猪囊虫、血吸虫、弓形虫等。

⑦ 脑血管病：除脑血管畸形和蛛网膜下隙出血产生癫痫时年龄较轻外，脑血管病后继发癫痫是老年人癫痫发作最常见的病因。尤其是出血或梗死部位靠近皮质表面，形成致癫痫灶。

⑧ 神经系统退行性疾病：结节性硬化、阿尔茨海默病（老年痴呆）、家族性进行性肌阵挛、小脑红核、齿状核变性等。

⑨ 免疫系统疾病：获得性免疫缺陷综合征（爱滋病）、多发性硬化、系统性红斑狼疮等。

⑩ 代谢障碍：儿童中有苯丙酮尿症、肾上腺脑白质营养不良、糖原累积病、线粒体脑肌病等，在成人中糖尿病、甲状腺功能亢进症、甲状旁腺功能减退症、维生素 B_6 缺乏症等均可导致发作。

⑪ 中毒：铅、汞、一氧化碳、乙醇、有机磷、毒鼠强、一些中枢兴奋剂、抗抑郁剂、青霉素类、异烟肼均可导致癫痫发作。

⑫ 全身系统性疾病：血液病、缺氧性脑病、肝性脑病、尿毒症性脑病、透析后脑病、妊娠高血压、放射性脑病等。

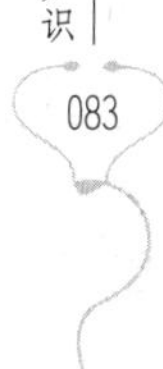

癫痫发病有哪些机制

癫痫可以由许多疾病引起，发病机制多种多样。每个病人的具体情况不同，产生癫痫的机制也不尽相同。在大部分原发性癫痫中，特别是失神发作，与丘脑－皮质环路功能的异常关系密切。丘脑中有一类特殊的中间神经元，如同桥梁一样位于脑干网状结构和大脑皮质锥体细胞之间，正常情况下中间神经元不断发出强直性的电活动，维持大脑皮质的清醒状态。当放电形式改变为节律性发放时，大脑皮质脑电图显示处于睡眠状态。癫痫的发作是在正常清醒状态下，中间神经元产生了睡眠形式下的放电，结果导致意识活动的改变。这是大部分原发性癫痫的发病机制。

另外一部分原发性全身性癫痫是由离子通道疾病引起的。遗传基因的突变导致了离子通道蛋白质结构异常，这种突变可以发生在一个基因上，也可以是多个基因同时变异；可以是隐性遗传，也可以是显性遗传。典型的这类癫痫如复杂性高热惊厥、良性家族性新生儿惊厥、相关染色体夜间性额叶癫痫、儿童失神癫痫等，是钠离子、钾离子、γ－氨基丁酸（γ－GABA）和乙酰胆碱受体异常导致的癫痫发作。

部分性癫痫的发病机制研究最多的是海马硬化，是导致颞叶癫痫，特别是颞叶难治性癫痫的主要原因。由于先天发育异常和胎儿生产过程中的损伤，以及肿瘤等，常常导致癫痫发作。癫痫的频繁发作反过来使颞叶海马内神经元之间的突触可塑性发生改变，也就是说癫痫反复发作脑内会逐渐形成一个异常的环路，促使下一次发作。

最后，神经发育学和神经病理学领域的扩展给癫痫发病机制提供了很大帮助。以往查不到病灶的癫痫手术，病理学证实有些是微小的皮质发育异常造成的。这类疾病包括神经元和胶质细胞在分裂和移行过程中出现的各种异常。目前,已知与癫痫发作关系密切的主要有巨脑回、皮质异位症、局限性皮质发育不良、微小神经胶质瘤病、神经节神经胶质瘤等。

癫痫发作有哪些电生理基础

大脑是由数十亿神经细胞组成的一个复杂精密的整体网络,各细胞之间以"突触"的方式相互联系、相互制约,完成机体生理功能。正常情况下大脑神经细胞的膜内和膜外的钾离子(K^+)和钠离子(Na^+)的浓度分布是不均匀的。K^+多在细胞膜内,Na^+多在细胞膜外。这样形成了电位梯度,神经元兴奋时会产生内向电流,称为"动作电位"。就单个神经细胞来说,其动作电位极微弱,而且会在瞬间恢复静息水平:如果局部一群神经细胞兴奋性异常增高,出现同步化放电,并迅速扩展到周围,累及更多的神经元,综合在一起的电流可以很强,造成过度放电,成为癫痫发作的电生理基础。

近年来,随着基因技术的广泛应用,一些以往病因不明的癫痫被确诊为遗传定位明确的钠、钾离子通道病,从另一角度支持了癫痫发作的电生理基础。

癫痫发作有哪些生物化学机制

电解质失衡、神经递质紊乱及细胞能量代谢障碍等生物化学改变都可以成为癫痫发作的基础。

神经细胞的膜电位决定于细胞内外钾、钠离子的分布。由于内外环境各种因素的刺激（如缺氧、低血糖、电刺激等），细胞膜通透性增强，钾离子由细胞内转移到细胞外，而钠离子则进入细胞内，使神经元的兴奋性增高，发生长时间的去极化和阵发性放电，导致癫痫发作。钙离子和镁离子减少也可使神经元兴奋性增强，导致痫性发作。

神经递质（神经元末梢的囊泡释放的化学物质）通过突触间隙，作用于另一神经元细胞体和树突的受体，可以改变极化状态。脑神经递质分兴奋性和抑制性两类，兴奋性递质可以使细胞膜两侧的电位差减少，使膜发生去极化，产生兴奋性突触后电位，使兴奋易于扩散，有促发惊厥的作用；抑制性递质可以使突触后膜发生超极化，产生抑制性突触后电位，使膜更加稳定，减少发生惊厥的可能性。但在病理情况下，当兴奋性递质过多或抑制性递质减少及缺失都可以产生更高的去极化，引起癫痫性放电。

细胞能量代谢是指充足的脑血循环携带了葡萄糖和氧，而葡萄糖和氧给神经细胞提供了能量，以维持细胞的基本功能和结构的完整性，钠离子的正常分布和运转，维持细胞膜的正常兴奋性和传导性。一旦脑循环发生障碍，神经细胞处于缺乏葡萄糖和氧的情况下，能量代谢减损，细胞的功能和结构受到影响，细胞内钾丢失，细胞出现去极化兴奋性增高，导致癫痫发作。

癫痫发作有哪些病理基础

从宏观上讲，癫痫病人的脑组织中存在着“癫痫病灶”。感染、外伤造成的组织粘连、瘢痕、硬化、新生物等导致局部脑组织崩解、供血障碍、神经元变性坏死、脱失、胶质细胞增生等。最终都使正常脑组织结构发生紊乱，从而使细胞的生理功能、生物化学结构和新陈代谢等发生异常，给癫痫的发生打下了病理基础。

有些癫痫病人为何找不到病因

理论上讲所有类型的癫痫都有脑部神经功能异常的病理基础。但临床实际诊断过程中往往找不到具体的病灶和病因。随着现代生物学研究的深入和影像学技术的进步，以往一些原因未明的癫痫病人查出了脑部微细病变或某种特殊的遗传代谢异常，如在原发性全身性癫痫病人的脑病理组织中发现微小神经胶质瘤、神经元和胶质细胞发育异常和异位，海马放射层细胞排列异常。这些病理组织学改变可能就是癫痫发作的形态学基础。一些基因诊断技术的应用也使更多的癫痫明确了病因。随着科学技术的进步，人们对癫痫的认识也将不断深入，从而有利于更好的治疗。

癫痫发病年龄有哪些特点

一般认为，癫痫的发病率有两个高峰。据统计 75%的癫痫发生于 20 岁之前，10 岁以前的发病率最高。第二个高峰出现在老年。70 岁左右癫痫的发病率是儿童的 2 倍，80 岁时可以上升到 3 倍。

幼年期的高发病率主要是由于产伤、新生儿窒息、先天畸形等多种原因所致。老年人的癫痫主要是由脑血管病、痴呆、肿瘤引起，分别占 40%、11%、4%。成年及中年人均稳定20~40/10万人的水平。不同年龄阶段的发作类型也不一样，如婴儿痉挛仅见于婴儿期癫痫。典型失神发作多见于儿童，老年人中症状性癫痫居多。

癫痫发病与性别、地域有关系吗

一般认为性别对癫痫发病没有什么影响。我国流行病学调查显示癫痫病人男女比例为1.2∶1，男性略多于女性，其差异的原因尚不清楚。可能与男性易显示遗传基因的突变，较多头部外伤有关。

癫痫的发生与其所生活的地区无任何关系，地区的差异不是构成癫痫发生的因素。据个别地区调查，城镇人口癫痫患病率为0.45%，农村为0.58%，农村略高于城市；发展中国家略高于发达国家。可能与癫痫的防治和教育、治疗及时与否有一定的关系。

哪些因素会影响癫痫发病

① 遗传因素：除少数为遗传性染色体异常外，不论是原发性还是继发性，大多与基因遗传有关。这种遗传倾向，决定了病人发生癫痫的敏感程度，也就是癫痫发生的阈值，这种阈值通常又易受环境、睡眠－觉醒周期等因素的影响而改变。所以，一旦存在能使此阈值变化为适合发作的因素时，可能引起发作。

② 脑组织病理改变：脑内癫痫性病理改变，可以是先天性的，也可以是后天性的。脑组织损伤的直接结果是使脑神经的生物电活动发生改变，原来正常的惊厥阈降低，从

而为癫痫的发生奠定了内在基础。没有这种病理改变,即使有明显的促发因素,也是不可能引起癫痫发生的。

③ 促发因素:这在临床上表现多种多样的,常见的有高度疲劳、惊吓、声光刺激、触觉刺激,甚至情绪的改变、内脏感觉,女性月经期、妊娠期等都可以是引起癫痫发生的因素。应当指出,并不是说上述任何一个因素都可以引起癫痫发生。不同的病人,其促发因素多不相同,具体到某一位病人时,多有一些固定的因素。

胚胎发育和生产时哪些因素会导致癫痫

在胚胎发育的最初 3 个月内,风疹病毒、疱疹病毒、细菌感染、放射线照射、高山缺氧、精神创伤、营养不良、严重的躯体疾病,以及某些有毒药物或化学试剂等均可影响胎儿大脑的发育,造成神经系统畸形,严重的可致婴儿脑瘫。国内有文献报道,在脑发育不良的患儿中有 15%~47%的患儿在出生后出现癫痫发作。

分娩时脑损伤和癫痫的关系:因分娩损伤而引起颅内出血者较为常见,可见于成熟儿,但临床上仍以未成熟儿多见。孕妇本身所患疾病,如妊娠毒血症等也是引起胎儿缺氧的主要因素。分娩时间过长、胎儿过大等,均可导致胎儿头部受到过多的压力,使头颅变形发生脑组织损伤和出血,继发脑组织软化、瘢痕形成以及脑组织缺氧和胶质增生等病理改变,也给癫痫发作奠定了基础。

医生对癫痫病人
会进行
哪些诊断治疗

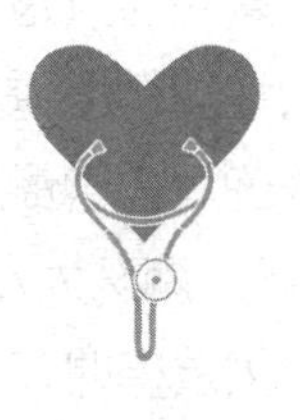

姓名 Name ______ 性别 Sex ______ 年龄 Age ______

住址 Address ______

电话 Tel ______

住院号 Hospitalization Number ______

X 线号 X-ray Number ______

CT 或 MRI 号 CT or MRI Number ______

药物过敏史 History of Drug Allergy ______

癫痫发作时应采取哪些紧急救助措施

癫痫发作是神经科经常遇到的紧急情况，神经科医护人员应该对癫痫病人及其家属做好相关宣传教育。

癫痫可分为大发作型（俗称羊角风）、小发作型、精神运动性发作型、局限性发作等类型，以大发作型最严重，对病人的危害也最大。

① 癫痫大发作的症状及紧急救助方法

大发作时（痉挛发作期），有些病人先发出尖锐叫声，随之意识丧失而跌倒，全身肌肉强直、呼吸停止、头眼可偏向一侧，数秒钟后有阵挛性抽搐，抽搐逐渐加重，口吐白沫（如舌被咬破出现血沫），部分病人有大小便失禁，历时数十秒钟。阵挛间歇期呼吸恢复，抽搐后全身松弛或进入昏睡（昏睡期），此后意识逐渐恢复。

癫痫发作时，应迅速让病人平卧，不要垫枕头，如病人在家里发病，可立刻把病人抱到床上或沙发上，或者躺在地毯上，以防止肢体在抽搐时与粗糙的地面剧烈摩擦而挫伤。随即解开病人衣领，将病人头偏向一侧。如果病人的颈部处于僵硬的后仰状态，颈部没法侧转时，将一侧身体抬高，在身下垫些衣物，使身体接近于侧卧姿势。保持有一侧的口角处在最低的位置上，以便口腔里的口涎、血液、呕吐物可以从口角流淌出来，防止引起吸入性肺炎。在癫痫发作的间歇期所有的肌肉都松弛下来，紧咬的牙关也随之松开。这时应尽量扳开病人的口腔，迅速在其上、下臼齿（俗称大牙）之间塞进一个牙垫。牙垫一般可以用小毛巾折叠成卷筒状垫在臼齿之间，以防病人自己咬伤舌头。应注意牙垫必须是不会咬断的东西,否则断端在口腔内无法取出,容易掉进气管中发生危险;其次牙垫一定要放置在上下臼齿之间,切忌置于上下门牙、犬齿等薄弱的牙齿中,因为强烈的抽搐可以使牙发生断裂,特别是门牙;三是救护者切记千万别将手指伸进病人的口腔里,以防突然抽搐时被咬伤。

在癫痫发作时不要强行按压病人肢体,这样做有可能人为地挫伤病人的皮肤肌肉、撕裂肌腱与韧带,甚至引起脱臼与骨折。即使未发生上述情况,也会大大增加病人的体能消耗,不利于病后恢复。也不可强行给病人喂水、喂药,以免发生危险。

在实施救护时,必须明确而且牢牢记住一点:将要采取的任何措施,都不是为了制止病人的抽搐(这是办不到的),而是尽可能地帮助病人减少因抽搐而造成的伤害。

② 温馨提示

癫痫病人在日常生活中应注意按医嘱用药,不要自行减药、停药或换药,否则有可能引起癫痫连续发作。要避免情绪激动和劳累,不要登高、游泳、骑车、驾驶汽车,不宜在机器旁工作,以免癫痫病发作时发生意外。病人如有假牙,应在每日睡觉前摘下。癫痫病人切忌过饥或过饱,勿暴饮暴食,一次食用大量甜食后,血糖水平波动很大,也会诱发癫痫。饮料如茶、咖啡、可乐等或多或少含有中枢兴奋性物质,会降低机体抗癫痫发作的能力,故不宜饮用。癫痫病人应戒烟酒。酒和癫痫发作有明显关系,长期大量饮酒可直接产生乙醇中毒性癫痫。不少病人有饮酒后诱发癫痫发作的经历,因而癫痫病人应禁服一切酒类和含乙醇的饮料。

癫痫有哪些急救护理措施

① 有发作预兆的病人：病人应做好心理准备，同时告知家属或周围人，发作不可避免，有条件及时间可将病人扶至床上。如来不及顺势使其躺倒，防止意识突然丧失而跌伤，迅速移开周围硬物、锐器，减少发作时对身体的伤害。作为家属及身边的人，应密切观察病人发病时间、每次发作持续时间（包括意识丧失时间、抽搐时间），注意观察先抽搐的部位是局部还是全身，是否伴有意识丧失及两目上视、两便失禁等，这些表现对医生进行定位诊断有一定的帮助。对于经常发作的病人，发作时情绪激动可能发生自伤、伤人、毁物、自杀、杀人等过激行为，应立即采取紧急控制措施，严格限制其行为，以免造成严重后果，可肌内注射或静脉注射地西泮，对兴奋并有攻击行为的病人，可采用抗癫痫药与抗精神病联合治疗，如氯丙嗪和氟哌啶醇等应急措施。对于失神小发作的患儿，家长和教师不要以为孩子漫不经心、不认真，责备孩子，因为有时癫痫发作只表现为患儿突然停止原来的活动，双目直视，呼之不应，或手中所持之物坠地，这是病情发作，并不是孩子捣乱、顽皮。

② 癫痫大发作的护理：一旦出现先兆，首先要保护好舌头，抢在发作之前，将缠有纱布的压板放在病人上、下磨牙之间，以免咬伤舌头。若发作之前未能放入，待病人强直期张口再放入，阵挛期不要强行放入，以免伤害病人。发作期让病人平卧，松开衣领，头转向一侧，以利于呼吸道分泌物及呕吐物排出，防止流入气管引起呛咳窒息。大发作时呼吸道分泌物较多，易造成呼吸道阻塞或吸入性肺炎，抽搐时口中不要塞任何东西，不要灌药，以防止窒息。有人在病

人阵挛期强制性按压病人四肢,试图制止抽搐以减少病人的痛苦,但过分用力可造成骨折和肌肉拉伤,反而增加病人的痛苦。

③ 癫痫持续状态的护理:癫痫持续状态是一种急危重症,如不及时救治可出现脑水肿、脑疝、呼吸循环衰竭而死亡。家属一旦发现病人出现癫痫持续状态,应立即送医院。送医院之前,如家里备有苯巴比妥针剂、地西泮针剂或灌肠剂,可给予一次药物,然后送往医院。送医院后向医生详细报告发病过程、给药时间及剂量,以利于医生掌握病情,合理救治。

患了癫痫能治愈吗

近年来,癫痫发病率呈上升趋势。癫痫能否治愈成了大家最关注的问题。

虽然癫痫通过治疗能够得到一定的控制,但是癫痫能否根治受一些因素的影响。大量资料表明,只要治疗及时,方法得当,80%左右的病人能够得到完全控制和治愈。癫痫并非不治之症。

应强调的是,癫痫不仅需要科学的治疗,还需要病人做好日常的癫痫护理保健措施,避开诱发癫痫病的因素。只有做好这些基本工作,才能避免那些影响治疗癫痫治疗效果的因素。癫痫病人经过一定时期的正规、系统的药物治疗不再发作,一般 2~5 年不发作后可以减药,直至停药。停药后 3 年内没有发作的,即认为治愈。一般经系统治疗后多数人不再发作,但不是每个人都不再发作。据研究观察,临床治愈的病人在 10 年内,有 15%的人又出现发作。

此外,癫痫的预后主要与两个因素有关:一是癫痫的病

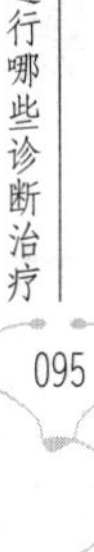

因类型；二是癫痫病人配合治疗情况。对于癫痫的病因这一影响因素，一般来说，婴幼儿癫痫预后较差。发病年龄小，很容易会影响智力。如婴儿痉挛症，虽然在患儿 3 岁以后癫痫发作会逐渐停止，但是患儿有 13％的病死率，而智力低下的患儿高达 90％。儿童良性癫痫，预后很好，有些症状较轻病人甚至不需要特别治疗，在 12～13 岁之后癫痫发作会逐渐停止。因此，癫痫能否根治，与癫痫的病因类型有很大的关系。

癫痫能否治愈还与癫痫病人及家人能否积极配合治疗有关。治疗癫痫是一个长期的过程，想要短时间内达到很好的效果不太可能。世间最难之事莫过于坚持。需要坚持规范使用抗癫痫药几年，这对癫痫病人是一个很大的考验。有些病人因为不能坚持、使用一段时间认为所用药物无效，或者担心抗癫痫药不良反应太大，随意减药、换药，这都不利于癫痫的治疗。且随意停药还很可能会引起癫痫持续状态，严重威胁癫痫病人的生命健康。如果感觉所用抗癫痫药效果不好，也应该复诊后遵医嘱循序换药。在治疗癫痫过程中，应定期身体检查，检测抗癫痫药不良反应，能够帮助癫痫病人减轻抗癫痫药物不良反应。癫痫能否根治，与癫痫病人本身也有很大的关系的。

上面的介绍表明，影响癫痫的治疗因素很多，病人要全方面把握。另外，治愈的病人不可盲目乐观，要警惕以后还有发作的可能。最主要的是注意保养，防止任何诱发因素，如绝对戒烟、戒酒，防止激动或生气以及疲劳过度等。另外，尽量少看电视，少玩游戏机，少使用电脑、手机，不下棋、不打麻将等。

治疗癫痫有哪些方法

药物仍是癫痫治疗的首选方式。癫痫是一种多发病、常见病。发病率非常高，国内统计显示，癫痫患病率高达0.5%，以儿童和青少年多见。到目前为止，癫痫的治疗一般仍以内科药物治疗为主，70%~80%的癫痫病人可以通过药物治疗获得治愈或者缓解。

手术也是癫痫治疗的重要方式。药物并不能治愈所有的癫痫病人。据统计，至少有20%~30%的病人，虽然通过各种药物治疗，效果仍不佳或者没有疗效，称为药物难治性癫痫。对于药物难治性癫痫，可以考虑外科手术治疗。病人是否需要手术，术前评估非常重要。一般认为，药物难治性癫痫中，约有一半的病人可以从手术中获益，特别是颞叶癫痫，其手术治愈率可以达到70%。但也有部分病人并不适合手术治疗。病人能否手术，需进行评估。

为什么抗癫痫药物治疗要正规

癫痫是一种复杂、发作不确定的常见神经系统慢性疾病。有各种不同的病因和临床表现，常见症状为突然丧失意识、摔倒在地、四肢抽搐、口吐涎沫等。“正规治疗”是使癫痫病人摆脱疾病的唯一途径，正规的药物治疗可使70%~80%的病人癫痫发作在最初5年内缓解，其中50%可完全停药。药物治疗无效的难治性癫痫病人中，有一部分可以通过手术治疗治愈。所谓“正规治疗”，简单地说是早期诊断，根据癫痫类型准确选择药物，确定最佳用量后，长期规则服用，不能随意中断。待“发作”有效控制后，才可缓慢减药或停药。与其他疾病不同，癫痫治疗不能“立竿见影”，需要长期耐心的药物治疗和定期随访。

到目前为止，已知癫痫有30余个类型，不同类型的癫痫治疗和预后不同，没有一种药物能治疗所有类型癫痫。得了癫痫之后，首先必须到正规医院由癫痫专科医生就诊。医生需要详细询问病史并且做必要的检查，如脑电图、头颅CT、核磁共振等，确诊以后才能给予正确有效的治疗。目前最常选用的药物包括传统抗癫痫药中的卡马西平、丙戊酸钠等，新型抗癫痫药如拉莫三嗪、托吡酯、奥卡西平等，这些抗癫痫药物比苯妥英钠、苯巴比妥等老药安全性好，不良反应小，是癫痫病人较理想的选择。治疗癫痫，主张单药治疗，从小剂量开始。如单药无效，可考虑加用或换用另一种抗癫痫药。如确实认为一种药物对该病人无效或不良反应过大，需更换另一种药物时，需逐渐替换。

有些人将多种抗癫痫药掺在一起用，以为可以“一扫光”，什么样的癫痫都可以“根治”。实际上药物之间可相互作用，这样做有时会降低药物的疗效，导致癫痫的耐药，并且增加不良反应的发生。抗癫痫治疗是一个十分漫长的过程，病人必须持之以恒，坚持不间断和有规律地服药，以保证血药浓度一直处于有效范围内，以维持疗效。不规则服药往往是不能控制发作的主要原因。一般在发作完全控制2~5年后，再根据具体的发作类型、脑电图正常与否，以及有无脑器质性疾病，综合考虑减量和停服的时间。即使停药，药物剂量应逐步递减，切忌突然停药。突然停药会招致癫痫发作，严重者会引发癫痫持续状态而危及生命。何时停药，如何停药，一定要遵照医生的嘱咐。在癫痫治疗过程中，要定期去医院复查，通过定期复查，医生要观察初步选定的药物效果如何，剂量是否合适，有无不良反应。如果初步选定的药物疗效欠佳或不良反应明显且难以克服，则指导病人安全换药。复诊时，医生还要对病人的心理状况、学习、生活、婚姻等问题进行咨询、指导。最后，维持治疗癫痫无发作一定时间后，指导减量，直至无发作，药物减完。要求病人经常复诊，由于不同的医生用药习惯可能不同，所以最好坚持在一所医院看病，以保证整个治疗过程的连贯性。

抗癫痫治疗一般不需要辅助治疗的食品和药品，千万不要过分相信补药和所谓的健脑药。滥用药物不但造成钱财的浪费，还增加肝脏的代谢负担，弊多利少，有时还会造成性早熟、过敏、中毒等。一些有兴奋作用的补脑药如脑活素等可能会诱发癫痫，贻误病情。凡是用药都应在医生的指导下进行。癫痫病人不能饮酒，因为乙醇对中枢神经系统有兴奋作用，容易诱发严重的抽搐发作。长期大量饮酒可直接产生乙醇中毒性脑病，长期饮酒成瘾者，戒酒时也可以出现癫痫发作。

癫痫有很多类型，大部分癫痫是后天获得的，只有少部分有遗传倾向，但遗传性并不十分肯定。癫痫病人在发作间歇期与正常人一样，都能结婚和生育。对胎儿的影响主要来自母亲，有癫痫的父亲一般不必有所顾虑。服用抗癫药物的妇女所生婴儿发生各种畸形的危险性是正常人群的2~3倍，各种抗癫痫药物对胎儿的影响也不尽相同。一般认为苯妥英钠、苯巴比妥、丙戊酸类有较高的致畸率，服用药物的种类越多，剂量越大，危险性越高。母亲妊娠期间癫痫发作尤其是大发作可能造成胎儿缺氧，危害极其严重，不能只考虑吃药对孩子不好，自行盲目减药停药。服药中的癫痫妇女在怀孕前应在癫痫专科医生的指导下做好计划，将癫痫发作控制到最少，药物尽量由多剂减至单剂，维持能够控制癫痫发作的最低剂量，整个妊娠期间要定期随诊，定期产前检查，妊娠期的癫痫妇女应常规服用叶酸及多种维生素。只要做好以上工作，90%的癫痫妇女是能够正常怀孕及分娩的。

正规的抗癫痫有哪些药物

抗癫痫西药：a.一线老药：卡马西平（得理多）、丙戊酸钠及缓释片（德巴金）、苯巴比妥、苯妥英钠（鲁米那）、氯硝西泮。b.一线新药：拉莫三嗪（利必通）、奥卡西平（曲莱）、托吡酯（妥泰）、左乙拉西坦（开普兰）等。c.二线西药：加巴喷丁（迭力），许多药物国内目前还没上市。

中医药治疗癫痫具有一定的优势和疗效，但需要辨证论治和辨病论治相结合，不要盲目相信个体或私人医院所谓的祖传秘方和虚假医药广告。

癫痫发作是由于脑部神经元细胞异常放电所引起，要控制癫痫发作，需要抑制神经元细胞的异常放电，不同的癫痫药物通过不同的机制来抑制神经元细胞的电活动，如抑制 Na^{+}、Ca^{2+} 等对神经元产生动作电位所必需的离子通道；增强 Cl^{-} 内流来抑制神经元电活动；增加脑中抑制性神经递质，如 γ－氨基丁酸（GABA）的含量。

药物控制发作后还需要去医院复诊吗

有些病人在服用抗癫痫药物后，疗效比较好，就在自己家吃药，不去医院复诊。这样做存在一定的风险。由于抗癫痫药物都有一定的不良反应,常见对血液系统、肝功能等有影响。另外,有些抗癫痫药物的有效血药浓度与中毒浓度接近,在病人不知不觉中容易出现药物中毒。病人如果只是一味地吃药,忽略对药物不良反应的监测,可能会顾此失彼,在治疗癫痫的过程中出现新的问题。有的病人因为过度担心抗癫痫药物的不良反应,不愿意治疗,这种想法也是没有必要的。目前对抗癫痫药物的不良反应了解得已经比较深入,在临床上可以通过必要的监测,随时观察不良反应,及时处理。

对于已经确诊的癫痫病人,在药物治疗前及治疗过程中要常规进行下列检查项目,以评估病人的全身状况、了解抗癫痫药物对身体的影响、指导用药等。

① 治疗前应检查血常规、肾功能和肝功能等。

② 一般 3 个月复查 1 次血常规、肝功能等。

③ 如果服用丙戊酸钠,应特别注意肝功能情况。年龄小于 2 岁的儿童应该每半个月或 1 个月复查 1 次肝功能。

④ 如果服用苯妥英钠治疗,还应该随时检查血清叶酸、血细胞、钙、磷。

⑤ 血药浓度的监测。有些药物需要定期监测血药浓度,如苯巴比妥、苯妥英钠、卡马西平、丙戊酸钠。监测的主要目的是:a. 用抗癫痫药物后,估计达到有效浓度时测定血药浓度作为基础值。b. 了解病人是否按时、按量服药,即依从性的好坏。c. 确定药物剂量相关的不良反应。d. 观察药物之间的相互作用:多药治疗中加用或停用有相互作用的药物时。e. 发作未能控制或发作增多时。f. 病人出现有可能使药物血浓度改变的情况,如低蛋白血症、妊娠、尿毒症、肝功能衰竭及胃肠道疾病等。

怎样科学选择抗癫痫药物

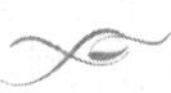

抗癫痫药物选择是要根据病人的发作类型、性别、年龄、身体功能状况、需要药物发挥作用的时间及药物可能出现的不良反应综合考虑，目的是达到安全有效地控制癫痫发作，提高病人的生活质量。

丙戊酸钠有可能增加月经紊乱、多囊卵巢、不孕不育的危险，也会增加胎儿畸形的发生率。因此，对于育龄期妇女，服用此药要谨慎。苯妥英钠长期服用，毛发增生十分常见，对于青少年女性病人来说，体毛增加及唇周长着小胡子将会十分难看。

儿童期长期服用苯巴比妥、氯硝西泮会发生嗜睡、注意力不集中、记忆力下降、多动、兴奋、攻击行为等，对孩子认知功能影响很大，儿童期癫痫病人尽量不要服用上述药物。

卡马西平、苯妥英钠、奥卡西平等肝酶诱导作用的药物，可能会影响体内雄性激素的代谢，降低男性性功能，苯巴比妥、地西泮(安定)类长期服用也可能通过神经功能抑制作用影响男性性功能，引起阳痿。

有些药物可出现特异体质的反应，如皮肤过敏、白细胞下降、血小板下降、肝功损害等。抗癫痫药物可能引起白细胞下降，卡马西平、苯巴比妥、苯妥英钠发生率较高。此外，卡马西平、苯巴比妥、苯妥英钠、奥卡西平、拉莫三嗪可能会引起皮疹。

癫痫病人应怎样正确服药

俗话说："是药三分毒"，同样抗癫痫药也有这样或那样的不良反应，对此应辨证看待。一方面药物尽管有不良反应的一面，如果不服药，癫痫发作对人体的损害远远大于服药的不良反应；另一方面临床上所用的各种抗癫痫药是经过长期科学验证对大部分病人没有不良反应或仅有极轻的对健康影响不大的不良反应；并且医生在给病人的诊治过程中，会定期给病人检查血常规、肝功能、肾功能等。一旦发现问题，及时处理，一般均能恢复正常。所以说在癫痫专科医生指导下长期服用抗癫痫药是安全的，病人及家属不必有太多的顾虑。

抗癫痫药一般要服用 2 周左右，血中浓度才能到达稳定又有效的水平。但有的病人治病心切，吃药仅几天未看出效果，不是更换医院，就是更换医生，再就是要求医生更换药物，这样换来换去，去了多家医院，看了多位大夫，药物换了多种，却总不见效，其原因就在于此。任何一种药物应在治疗足够时间后才能判断是否有效。

癫痫是个慢性病，需要长期服药。在服药过程中，不能突然停药，突然停药会引起癫痫的频繁发作，甚至危及生命。即使经过长时间治疗无发作的病人，一般应在发作完全停止两年以上且脑电图恢复正常，方可考虑减药直到停药。减药应在医生指导下，逐渐减量，往往从减药到停药需半年到一年甚至更长的时间。如减药过程中又有发作，应重新服用足量的药物。

强调单药治疗，即尽可能不要同时服用几种抗癫痫药。如果某一药物效果不好，可以改用其他药，认为药物越多效果越好的观点是不科学的。

什么时间服用抗癫痫药物效果最佳

癫痫药物治疗是目前治疗癫痫最主要的治疗方法，服用抗癫痫药物时要注意服药剂量和服药时间。平时用药，如果是一天3次，人们理解为早、中、晚3次跟着三餐走，但是这个时间对抗癫痫药来说是不科学的。

人们一般用餐时间在早上7时到下午6时之间，如果服用抗癫痫药物时间和用餐时间同步，那么药物主要在白天吸收，白天血液中的癫痫药物的浓度比较高，不良反应也随之增加；夜间由于长时间没有药物进入体内，导致血中的药物浓度过低，甚至不能达到抗癫痫的作用，从而影响药物的疗效。更甚者有可能因药量低达不到控制发作的界限，以至于某些病人夜间经常癫痫发作。应科学服用抗癫痫药物。

① 维持癫痫药物浓度平均值为保证体内癫痫药物维持在有效浓度内，如果每日3次，正确服药时间间隔为8小时一次。如果每日两次，每隔12小时服药一次。

② 有肠胃疾病的病人服药前需加餐，某些抗癫痫药物的说明书会注明：餐前（或空腹）、餐后或餐时服用，这使病人产生一些误解。其实，餐前指的是在餐前半小时至1小时，空腹指的是进餐2~4小时后即可。注明餐后或餐时服用，多是因为此类药物对消化道有刺激性，食物可减轻这种不适；或是因为食物中的脂类物质有利于药物的吸收。

服用癫痫药物时，若服药时间与就餐时间间隔太久，可在服药前少量地吃些点心。胃不好的病人可以先吃一点食物再吃药，以避免药物伤胃。除了抗癫痫药，还有一些其他的药物，如抗生素、治疗震颤麻痹的药物等药理药性和抗癫痫药很相似，如果按照一日三餐的时间来服药，会影响药效。癫痫病人对服药剂量、服药时间等都需要咨询主治医生，在医生的指导下用药，能够做到安全用药。

何谓抗癫痫药物血浓度和稳态血浓度

癫痫病人服用抗癫痫药物期间，医生经常要化验血药浓度，并根据血药浓度调整剂量。

抗癫痫药物血药浓度是指在血浆中药物的含量，临床上真正起抗癫痫作用的是游离药物的血浓度。稳态血浓度是指多次定时、定量、规律服药后药物的吸收量与排泄量接近相等时的血浓度。药物达到稳态浓度的时间一般大约是该药的 5 个半衰期。如在一定的时间内用药总量不变，改变服药次数一般不影响达到稳态的速度和浓度。但减少服药次数会使该药浓度波动加大。有效血浓度是指抗癫痫药物能完全或大部分控制癫痫发作，临床又没有中毒症状或没有不可耐受的不良反应的血药浓度，也就是达到治疗效果的稳态血药浓度范围。临床医生根据这个浓度调整剂量，指导治疗。

首次服用抗癫痫药物需要注意些什么

对于发作少，一年发作 1~2 次的病人和良性预后的癫痫可以暂不用药。在用药前，需要权衡药物的疗效和不良反应，取得一个最佳的平衡，争取疗效最好，不良反应最小。

对于学生、儿童和服药依从性不佳的病人可以选择长效的剂型，每日1次或早晚各1次服用，这样便于家人监督。

对于多于一种发作类型的病人或发作类型尚不明确的病人，首选广谱抗癫痫药物，如丙戊酸钠、拉莫三嗪、托吡酯、左乙拉西坦。

抗癫痫药物有一定的不良反应，需要向病人及家属解释出现的智能障碍和认知功能减退并非完全是抗癫痫药物的不良反应。告知病人可能出现的不良反应，避免严重不良反应的发生，及时复诊。同时加强对癫痫治疗依从性的教育，告诫病人用药的目的是为了控制癫痫的发作，不是治愈引起癫痫的原发疾病。抗癫痫药物起效至少需要5~6个药物半衰期，如果开始服药短期内仍有发作，不要随意更换其他的药物。

首选药物疗效不佳时需要更换其他类型的药物。治疗中不要随意更换剂型，不要与不同厂家的药物混用，不要普通片剂和缓释剂交替使用。如患其他疾病，注意合并用药是否会诱发癫痫。任何时候都应避免诱发因素的刺激。

癫痫病人应怎样换药

药物治疗是目前治疗癫痫的最主要方法。尽管在给药前医生已经对癫痫病人的发作分型和综合征作了尽可能的了解，然而在治疗过程中仍然免不了要变更药物。下面谈一谈癫痫病人什么情况下换药。

① 发作控制不好：如果首选药用量（血药浓度）已增大到治疗范围的上限，或出现明显的不良反应仍无满意的效果时，应根据发作类型，换用其他药物治疗。一般来说，换药时应等到新增药物达到稳定血浓度后，再缓慢撤去原用药。但临床应视病人具体情况而定，有时可在用新药后快

速将原药撤去。

② 过敏反应：如果病人用药过敏，一经发现应尽快停药，以免加重病情。停用首选药时，加用次选药，在次选药还未达到稳定血浓度前，可再加用第三选药，以避免换药期间的发作。

③ 不良反应太大：即使发作被完全控制，但因不良反应太大，病人忍受不了，此时也应更换药物。最好采取逐渐减量的办法，并随时观察病人的情况。

换药可分三步进行：a. 缓慢增加新用药。b. 等待血浓度稳定。c. 停用首选药。

这种办法可使病人免去因突然换药而致的发作以及开始用药因剂量过大导致的不良反应。

癫痫持续状态应怎样治疗

1. 从速控制发作是治疗的关键

根据癫痫持续状态类型选择药物。

选择用药原则

① 先选用速效抗癫痫药物静脉给药，首次用药必须足量。

② 发作控制不良时应毫不迟疑地重复给药。

③ 顽固性病例应多种药物联合使用。

④ 控制发作后应给予足够的维持量，病人清醒后改用口服抗癫痫药，并进一步查明病因。

⑤ 地西泮：是各型癫痫持续状态的首选药。成人首先用地西泮 10~20 毫克静脉注射，每分钟不超过 2~5 毫克，如有效，再将 60~100 毫克地西泮溶于 5％葡萄糖生理盐水中，在 12 小时内缓慢静脉滴注。地西泮偶可抑制呼吸，可

用需停止注射，必要时加用呼吸兴奋剂。儿童首次静脉剂量为0.25~0.5毫克/千克体重，一般不超过10毫克。

2. 有效的支持和对症治疗

如吸氧、吸痰，保持呼吸道通畅，必要时气管切开及辅助人工呼吸维护生命体征，做好舌咬伤、摔伤和骨折的防护等。对症处理一般有以下几种：

① 防治脑水肿：可用20%甘露醇快速静脉滴注，或地塞米松10~20毫克静脉滴注。

② 控制感染：避免病人在发作时误吸，可酌情预防性应用抗生素，防治并发症。

③ 检查血糖、电解质、动脉血气等，有条件可行脑电图监测。

④ 高热可物理降温，纠正发作引起的代谢紊乱，如低血糖、低血钠、低血钙、高渗状态和肝性脑病，纠正水、电解质及酸碱平衡失调，并给予营养支持治疗。

3. 急诊处理方案

① 明确癫痫持续状态诊断，确定发作类型。

② 监测呼吸、脉搏和血压，保证生命体征平稳。

③ 保持呼吸道通畅，使病人头偏向一侧，及时清理口腔分泌物和吸痰；对牙关紧闭者应放置牙垫防止舌咬伤；放置床边护栏防止坠床；对发绀病人用鼻导管或面罩吸氧，必要时气管切开及辅助人工呼吸。

一线药物：

④ 首选地西泮(安定)，首次负荷剂量10~20毫克，静脉推注，每分钟不超过5毫克。发作未终止者，10~30分钟后重复注射1次。儿童首次静脉剂量为0.25~0.5毫克/千克体重。一般不超过10毫克。发作仍未终止者改为二

线药物治疗。

二线药物：

⑤ 选用丙戊酸钠，首次负荷剂量15~30毫克/千克体重，静脉推注，推注速度每分钟3~6毫克/千克体重；发作终止者可予1毫克/千克体重维持，24小时后口服丙戊酸钠替换；发作仍未终止者改为苯巴比妥，首次负荷剂量10~20毫克/千克体重，静脉推注，推注速度50毫克/分钟，发作仍持续者，可追加5~10毫克/千克体重，此时需进入具有监测与救治条件的重症监护病房；发作终止者可予维持剂量，每天2~4毫克/千克体重，24小时后口服苯巴比妥替换；发作仍未终止者改为三成药物治疗。

三线药物治疗：

⑥ 首先咪达唑仑/异丙酚。咪达唑仑首次负荷剂量为0.2毫克/千克体重，静脉推注；维持剂量每小时0.05毫克/千克体重。异丙酚首次负荷剂量1~3毫克/千克体重，必要时追加1~2毫克/千克体重；维持剂量每小时0.4~1.0毫克/千克体重，以脑电图出现爆发抑制模式24小时为目标；至少24小时后改为肌肉注射苯巴比妥。

（具体用药必须由拥有处方权的专业医生决定，病人与家属等非专业人士切不可依据专业书籍药典擅自用药，以免因此造成不必要的用药风险。）

⑦ 对症治疗，如吸痰、用脱水剂减轻脑水肿、抗生素预防和治疗肺感染等。

⑧ 病人发作终止可酌情腰穿、胸部X线及头颅磁共振成像检查，有条件病人进入NCU或重症监护室（ICU）病房监护治疗，防治呼吸系统并发症。

4. 控制发作后应使用长效抗癫痫药物

抗癫痫药物（AED）过渡和维持，早期常用苯巴比妥，并根据癫痫类型选择有效口服药（早期可鼻饲），过渡到长期维持治疗。

5. 癫痫持续状态防治

主要是治疗和纠正原发病识别和纠正可能的促发因素，应按时服药，不突然停药和减药，生活规律，应注意避免使用氨茶碱、可卡因、利多卡因、异烟肼及三环类抗抑郁药等可诱发痫性发作的药物。

6. 预后

癫痫持续状态在癫痫病人中的发病率为1%~5%，在抗癫痫药物被广泛应用前，病死率为10%~50%。现今病死率仍高达13%~20%。因而，应充分重视其诊断及处理。

7. 预防

癫痫的预防非常重要。预防癫痫不仅涉及医学领域，而且与全社会有关。预防癫痫应着眼于3个层次：一是着眼于病因，预防癫痫的发生；二是控制发作；三是减少癫痫对病人躯体、心理和社会的不良影响。

对症状性癫痫综合征原发病的预防及早期诊断、早期治疗也十分重要。对有遗传因素者要特别强调遗传咨询的重要性，应详细地进行家系调查，了解病人双亲、同胞和近亲中是否有癫痫发作及其发作特点。对能引起智力低下和癫痫的一些严重遗传性疾病，应进行产前诊断或新生儿期过筛检查，以决定终止妊娠或早期进行治疗。

治疗癫痫多药联合治疗好，还是单药治疗好

尽管单药治疗有明显的优势，但有部分病人单药治疗后仍然不能很好地控制癫痫发作，此时应考虑多药联合治

疗。多药联合治疗原则是在不增加不良反应的前提下获得满意的发作控制。合用的药物种类越多,相互作用越复杂,对于不良反应的判定越困难,因此建议不要3种以上抗癫痫药联合治疗。

多药联合治疗前,必须对药物作用机制、药代动力学特点及与其他药物之间的相互作用有所了解,这是合理用多药联合治疗的基础。应该避免同一作用机制、具有相同不良反应的抗癫痫药物进行联合应用,也不宜有明显药代动力学方面相互作用的药物联合应用。多药联合治疗选药应注意几点。

① 选择不同作用机制的药物:如γ-氨基丁酸(GABA)能样作用的药物与钠通道阻滞剂合用,可能会产生更好的临床疗效,如卡马西平、奥卡西平、拉莫三嗪、苯妥英钠与丙戊酸钠、托吡酯(妥泰)、加巴喷丁、左乙拉西坦(开浦兰)的联合应用。尽量避免两种钠通道阻滞剂或两种GABA能样作用的药物联合应用。

② 避免有相同的不良反应、复杂的相互作用和肝酶诱导的药物联合应用。左乙拉西坦(开浦兰)、加巴喷丁极少与其他药物相互作用,适合与其他药物合用。丙戊酸钠可延长拉莫三嗪的半衰期,使其血药浓度升高,需调整其起始及维持剂量。

③ 如果联合治疗仍不能获得更好的疗效,可继续调整药物进行联合治疗或转为单药治疗,此时必须选择疗效和不良反应之间的最佳平衡点,不必要追求癫痫发作的完全控制。

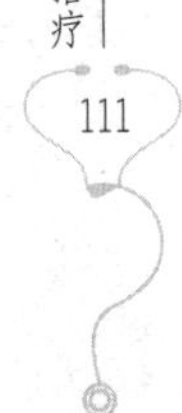

外伤性癫痫应怎么治疗

外伤后癫痫（PTE）在脑外伤病人中发生率一般在10％左右，很多病人药物治疗效果较差，最终发展为难治性癫痫。

对于外伤后癫痫的分期，目前说法不一，有学者将其分为超早期癫痫发作（外伤后24小时内）、早期癫痫发作（外伤后1天至1周）、晚期癫痫发作（外伤8天以后）。

颅内血肿和脑挫裂伤是引起外伤性癫痫最常见的原因，多由于伤后受伤部位内异物、脑组织瘢痕及脑软化灶等退行性变引起。该类癫痫发作以部分性发作最为常见，也可由部分性发作继发全面性发作。

目前，治疗仍以药物治疗为主，虽然抗癫痫药物能够控制部分或减少癫痫的发作，但是仍有约20％的病人用药物不能有效地控制癫痫发作，最终发展为难治性癫痫。

对于早期外伤后癫痫病人，应首选药物治疗，如苯妥英钠、丙戊酸以及卡马西平等，必要时可联合用药。对于正规内科抗癫痫治疗（目前普遍认为至少应用2种适合药物治疗，临床观察2年以上）后，癫痫发作仍较频繁，每月1次以上发作（特别是可继发为全面性发作）可考虑手术治疗。

手术适应证：

① 经内科正规抗癫痫药物治疗（包括联合用药）治疗2年以上仍不能完全控制发作，癫痫发作频繁，每月发作1～2次或以上，且影响工作、学习和生活，或者对长期服用抗癫痫药物不能耐受者。

② 经术前头皮脑电图反复证实在一侧大脑半球有固定的、较局限的癫痫放电，并与CT、磁共振成像检查局限性

癫痫灶相符合，癫痫发作症状与脑电图、影像学检查至少有两项相符合。

③ 术后不会引起新的神经功能障碍。

治疗癫痫有哪些常用药物

① 苯妥英钠：苯妥英钠为二苯乙内酰脲的钠盐。作为最常用的抗癫痫药已有半个多世纪的历史。

【临床应用】

苯妥英钠是治疗癫痫大发作和部分性发作的首选药。对小发作（失神发作）无效，有时甚至使病情恶化。

【不良反应】除对胃肠道有刺激外，苯妥英钠的其他不良反应与血药浓度大致平行。一般血药浓度 10 微克/毫升时可有效地控制大发作，20 微克/毫升左右可出现不良反应。

轻症反应包括眩晕、共济失调、头痛和眼球震颤等。血药浓度大于 40 微克/毫升可致精神错乱；50 微克/毫升时以上出现严重昏睡以至昏迷。

长期用药可致牙龈增生，虽无痛苦，但影响美观。发生率约 20%，多见于青少年，为胶元代谢改变引起结缔组织增生的结果。注意口腔卫生，经常按摩牙龈，可防止或减轻。一般停药 3~6 个月后可恢复。

久服可致叶酸吸收及代谢障碍，抑制二氢叶酸还原酶，有时可发生巨幼细胞性贫血。补充叶酸治疗有效。

过敏反应如皮疹也较常见。还见粒细胞缺乏、血小板减少、再生障碍性贫血。偶见肝脏损害。应定期作血常规和肝功能检查。

妊娠早期用药，偶致畸胎，如腭裂等。静脉注射过快时，可致心律失常、心脏抑制和血压下降，宜在心电图监护下进行。

② 卡马西平

【药理作用和临床应用】卡马西平的作用机制与苯妥英钠相似。治疗浓度时能阻滞 Na^+ 通道，抑制癫痫灶及其周围神经元放电。对复杂部分性发作（如精神运动性发作）有良好疗效，至少 2/3 病例的发作可得到控制和改善。对大发作和部分性发作也为首选药之一。对癫痫并发的精神症状，以及锂盐无效的躁狂、抑郁症也有效。

【不良反应】用药早期可出现多种不良反应，如头昏、眩晕、恶心、呕吐和共济失调等，也可有皮疹和心血管反应。但一般并不严重，无须中断治疗，1 周左右逐渐消退。

严重反应少见，有骨髓抑制（再生障碍性贫血、粒细胞减少和血小板减少）、肝损害和心血管虚脱。

③ 苯巴比妥和扑米酮

【临床应用】苯巴比妥对除失神小发作以外的各型癫痫，包括癫痫持续状态都有效。但因其中枢抑制作用明显，不作为首选药，仅癫痫持续状态时常用以静脉注射。临床上更倾向于用戊巴比妥钠静脉注射以控制癫痫持续状态。

扑米酮对部分性发作和大发作的疗效优于苯巴比妥；对复杂部分性发作的疗效不及卡巴西平和苯妥英钠。

【不良反应】常见的不良反应为镇静、嗜睡、眩晕和共济失调等。偶可发生巨幼细胞性贫血、白细胞减少和血小板减少。

④ 乙琥胺：乙琥胺只对失神小发作有效。其疗效不及氯硝西泮，但不良反应较少。至今仍是治疗小发作的常用药。对其他型类癫痫无效。

常见不良反应有嗜睡、眩晕、呃逆、食欲不振和恶心、呕吐等。偶见嗜酸性粒细胞增多症和粒细胞缺乏症。严重者可发生再生障碍性贫血。

⑤ 拉莫三嗪：可使66%的耐药性癫痫病人发作频率减少50%以上，并有相当部分病人的发作消失。可用于耐药性部分性发作、全身强直－阵挛性发作，对伦一格（Lennox－Gastaut）综合征也有效，但对肌阵挛性发作无效，部分重症病人可出现发作的加剧。

⑥ 奥卡西平：可使40%耐药性癫痫病人发作频率减少，对部分性和全身强直－阵挛性发作更有效

⑦ 拉吡酯：可使60%左右耐药性癫痫病人的发作频率减少50%以上。

⑧ 丙戊酸钠：丙戊酸钠对各种类型的癫痫发作有一定疗效。对失神小发作的疗效优于乙琥胺，但因丙戊酸钠有肝毒性，临床仍愿选用乙琥胺。对全身强直－阵挛性发作有效，但不及苯妥英钠和卡马西平。对非典型小发作的疗效不及氯硝西泮。对复杂部分性发作的疗效近似卡马西平。对其他药物未能控制的顽固性癫痫有时可能有效。

丙戊酸钠抗癫痫作用与抑制电压敏感性 Na^+ 通道有关，也有认为它能抑制 γ－氨基丁酸（GABA）代谢酶，使脑内 γ－氨基丁酸（GABA）积聚。

丙戊酸钠口服吸收良好，生物利用度达80%以上。它能显著提高苯妥英钠、苯巴比妥、氯硝西泮和乙琥胺的血药总浓度和游离浓度。苯妥英钠、苯巴比妥、扑米酮和卡马西平能降低丙戊酸钠的血药浓度和抗癫痫作用。

丙戊酸钠的不良反应较轻。偶见有肝损害，表现为谷草转氨酶升高，少数有肝炎发生，个别肝功能衰竭而死。儿童耐受性较好。对胎儿有致畸作用，常见脊椎裂。

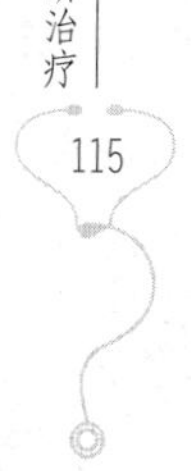

儿童癫痫为何必须进行规范治疗

儿童癫痫并非不治之症，大约 2/3 的癫痫患儿可以通过癫痫专业医院的正规治疗，完全控制发作，达到临床治愈，从而健康地生活、学习。

根据调查，我国有 40% 的癫痫病人根本没有进行治疗，35% 的癫痫病人进行了不正规治疗，只有 15% 的癫痫病人进行了正规治疗。专家强调，儿童癫痫治疗，规范很重要。

① 诊断及时准确：癫痫是大脑神经细胞异常放电引起的反复发作性脑功能障碍，其病因比较复杂。脑内异常放电的部位和范围不同，病人发作时的症状也不一样。最常见的症状为惊厥（抽筋），也有很多癫痫患儿发病时并没有惊厥，表现为发呆、行为异常、情感或精神异常等，有时容易误诊。

作为家长，当怀疑孩子得了癫痫后，应该带孩子到当地三甲医院的癫痫专科进行专业治疗；如果当地三甲医院没有癫痫专科，应去大型、专业、正规的治疗癫痫医院进行系统诊治。做到及早诊断，及早治疗。

在发病早期就作出诊断的病人、及时治疗，可迅速控制发作，大大增加控制的机会。研究表明，如果发作持续 5 年或 5 年以上，最后缓解的机会小于 40%；在 5 年内发作得到了控制，最后缓解的机会为 95%。也就是说癫痫病人的病情，一旦有了明显缓解（2 年或更久），进一步发展的危险性明显减少。所以说及时准确的诊断，是采取规范治疗进而达到有效治疗的基础。

② 治疗规范到位：目前癫痫的治疗仍以药物治疗为主。国际公认的治疗原则是：按发作类型用药，单一用药，长期规则用药。

一般认为服药时间越长，复发的可能性越小。一般在停止发作以后继续服药2~4年，然后经过1~2年的减药过程，再最后停药。若停药正遇青春期，最好延长用药至青春期以后。不同发作类型，疗程也不一样。癫痫是个慢性病，需要长期服药，停止发作后还要继续服2~3年，在这个过程中患儿家长与医生的合作显得格外重要。

儿童癫痫治疗有哪些原则

儿童是癫痫病的高发人群，医生对小儿癫痫的治疗目的是控制癫痫的发作，提高患儿生活质量。正确的诊断是合理治疗的前提。癫痫的综合治疗包括药物治疗和非药物治疗，如预防危险因素、心理治疗、外科治疗及病因治疗等。

1. 药物治疗

① 尽早治疗：一旦诊断明确，宜尽早治疗。一般反复发作2次以上可给予抗癫痫药物治疗，但对初次发作呈癫痫持续状态或明显有脑损害病例，即刻开始规则用药。

② 注意药物相互作用：10%~15%癫痫病人对单药治疗无效，需联合2种或数种药物合并治疗。注意联合用药药物间相互作用，如肝酶诱导剂有苯妥英钠、卡马西平、苯巴比妥、扑米酮，肝酶抑制剂有丙戊酸钠，联合用药或从合用方案中撤除某一药物可引起错综复杂的血药浓度的变化，了解药物之间相互作用对指导癫痫治疗、调整药物剂量甚为重要。

③ 注意抗癫痫药物不良反应：定期随访、定期检测肝

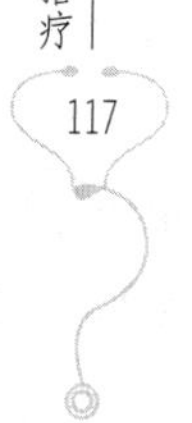

肾功能和血药浓度，熟悉各种药物的不良反应。

④ 提倡单药治疗：尽量采用单一的抗癫痫药物，80%病例单药治疗满意，剂量从小至大，达到有效治疗剂量。

⑤ 剂量个体化：同一发作类型或同一药物因个体而异，其治疗剂量应从小剂量开始，结合临床效应，个体化精细调整。此外，根据药物的半衰期，合理安排服药次数，评价达到稳态血药浓度的时间。

⑥ 换药需逐步过度：当原有抗癫痫药物治疗无效，需换另一种新的抗癫痫药物时，两药交替应有一定时间的过度，逐渐停用原来的药物，避免癫痫复发或出现癫痫持续状态。血药浓度监测主要对治疗不满意病例和联合用药病例。

⑦ 根据发作类型选药：药物选择目前主要根据癫痫的发作类型或癫痫综合征的类型，不合适的选药甚或加重癫痫发作。

⑧ 疗程要长，停药要慢：一般停止发作后需继续服用3~4年，脑电图监测正常后，经过1~2年逐渐减药至停药。若正值青春发育期，最好延迟到青春期以后。当然不同病因、不同发作类型的癫痫服药疗程则不相同：失神发作控制后1~2年；新生儿癫痫控制后1/2年；脑炎、脑外伤继发癫痫，发作停止后1年；复杂部分性、肌阵挛性、失张力性发作或器质性病变引起全身性大发作者3~4年。

2. 温馨提醒

癫痫病治疗刻不容缓，一定要选择专业医院进行治疗。

治疗儿童癫痫有哪些方式

儿童癫痫的治疗方式是根据癫痫的发病病因不同而不

同，有以下几种：

① 对脑发育不全、脑发育迟缓、脑萎缩，采用益智开窍和营养发育脑神经的药物。

② 脑囊虫药用杀虫剂：钙化灶可用中医溶石的办法；软化灶用活血化淤和促使受损神经细胞修复的药物。

③ 外伤、产伤要用活血化淤和修复再生脑神经的药物。

④ 脑炎后遗症用益智开窍和营养神经的药物。

⑤ 脑瘤必须开颅手术。

⑥ 维生素 B_6 缺乏者补充维生素 B_6 即可。

治疗儿童癫痫需要长期用药吗

对癫痫来说，经过合理、耐心的治疗使患儿不再发作可以叫治愈。

儿童癫痫的治疗需要长期用药吗？所有药物都是通过降低大脑细胞兴奋性来发挥控制发作，而且长期药物累积不排除导致体内血药浓度过高可出现药物中毒，引发一系列不适症状。部分病人体内药物浓度过高时，不但无法控制发作，还会增加发作次数。

最重要的是还会导致肝肾功能异常，体内多数物质都需要肝解毒、肾排泄，所以得不偿失。此外，应遵循医嘱按时按量服药，服药期间要注意药物的疗效及不良反应，如出现皮疹、呕吐及皮肤黄疸等异常情况，应及时请医生检查。服药期间，要定期复查脑电图、肝肾功能，必要时查药物在血中的浓度以协助调整药物及剂量，提高疗效。

儿童癫痫应怎样科学治疗

儿童癫痫是小儿神经系统疾病中较为常见的病症之一，发病率较高。如果孩子患了癫痫，应及时进行治疗。

① 患儿自身方面：教育已经懂事的患儿正视现实，要有勇气战胜恐惧，保持乐观、向上的心态，积极配合治疗，充分发挥自己的潜能和优势，使生活更美好。在适当的时机，医生或家长应与患儿共同讨论癫痫，使他了解这方面的知识，消除误解。可指出癫痫只是脑电活动紊乱的一个症状，短时间的抽风不会影响脑功能，即使是较长时间的抽风，在发作得到控制后也极少产生中枢神经不可逆损伤，癫痫是可治之症，把癫痫与智力低下画等号是没有科学依据的。

② 家庭方面：癫痫需要长期治疗，父母对患儿的关心、爱护和心灵的沟通是最最重要的，它给患儿以战胜疾病的勇气和动力。平时，父母除了学习疾病护理的有关知识，配合医生积极治疗外，还要细心照料患儿的饮食起居，尽量避免一切诱发癫痫发作的因素，如感冒、暴饮暴食、疲劳过度、睡眠不足等。家长要善于疏导患儿的心理不适，心平气和地帮助他们解决问题，使日常生活保持在一个温馨和睦的环境里。在具体行动中，以下几点是父母需要注意的：a. 对患儿病情永久保密是有害的。家长应根据患儿年龄、理解力告知疾病的有关知识，同时让患儿懂得吃药是自己的义务和责任，了解不规律服药的危害性，使患儿养成习惯，自己管理自己。b. 培养患儿高度自尊及独立的意识和个性。鼓励患儿参加各项有益活动，做其能做到的事情，增强自我意识，克服羞怯、无能感的心理状况。一般来说，抛弃“过分保护”的观念、避免强调发作的复发性对于减轻患儿的心理

障碍有一定帮助。c. 尽量安排患儿在普通学校就读。家长要亲自与学校联系，让老师了解患儿的发病及治疗情况，取得老师和同学的同情、理解、关心和照顾。同时，使患儿在集体生活中认识自我，增强社交适应能力。

儿童癫痫发作应怎样急救

儿童癫痫是常见的儿科常见病，多了解一些小儿癫痫发作现场的急救措施很有必要，能够在疾病发作的同时很好采取预防措施。但是，人们对正确的癫痫大发作的护理知识知之甚少，不正确的急救护理，很容易对患儿带来伤害。儿童癫痫发作时的急救特别重要，作为患儿家长一定要牢记：

① 一直守候在患儿身边，等待抽风停止。

② 速将患儿扶住，防止摔倒，然后放在平地或安全地方。

怎样控制儿童癫痫的小发作

儿童癫痫小发作症状在癫痫的发作类型中属于常见的，也是易治疗的。父母如何控制儿童癫痫小发作呢？父母一定要谨慎对待儿童癫痫小发作症状，避免产生不必要的危害。不同的儿童病人，癫痫小发作症状不一样，儿童癫痫小发作经常不容易被察觉，因此儿童和家人更应提高警惕，多给予关注。

儿童癫痫小发作症状与遗传有关，很多儿童癫痫病人在学龄前期至青春期起病。有的儿童除有失神发作外，还伴有轻微节律性阵挛动作。抽动最常见于面部或双上肢，尤其是眼、头部的抽动多见,这种症状称失神肌阵挛。另外,还有失神伴失张力发作,表现除有失神外,还伴有突然全身肌张力丧失而跌倒,致使头部伤痕累累,跌倒后很快恢复,称跌倒发作。发作较轻,有时只是头往下点,称点头发作。

临床上,典型的儿童癫痫小发作症状表现为病人有短暂意识丧失,大多数意识完全丧失,偶尔意识障碍较浅,对周围有所了解,能听见问话,但不能回答。多数每次发作2~15秒,不超过1分钟,每日数次至数十次。突然发生,突然终止。表现为言语及活动突然中断,两眼凝视,偶尔上翻,有时面色苍白,无先兆。手中持物落地,有时打碎饭碗,被父母误认为精力不集中,常遭责备。儿童癫痫小发作停止后,继续原来的活动。脑电图有两侧对称同步3次/秒棘-慢波。

根据国际上通用的癫痫和癫痫综合征的分类,将具有失神症状的儿童癫痫小发作进一步分为儿童期失神癫痫和青少年期失神癫痫。前者的起病年龄较早,多于6~7岁,因发作频繁(每日数次至数十次),又称密集性癫痫。后者起病较晚,大多发生在10~17岁,发作频率少于前者,散发而非每天发作,常伴发全身强直-阵挛发作,脑电图上棘-慢波频率可达3.5~4次/秒。失神伴姿势性张力增高,体现为失神发作的同时,伴一侧或两侧肢体短暂强直。失神伴自动症,除失神外有咀嚼、吞咽、喃喃自语或其他无目的动作。失神伴自主神经症状,表现出汗、流涎或小便失禁等。

专家提醒:父母应注意儿童癫痫小发作症状,对儿童癫痫小发作症状一定要及时治疗,不可延误。有病赶紧去正规专业的医院治疗,小发作有时如耽误治疗,病情恶化,长期癫痫发作甚至危及生命。

儿童癫痫用药应注意些什么

孩子时期正处于生长发育的重要阶段，癫痫发作会严重阻碍孩子正常的大脑发育。儿童癫痫的治疗与成年人治疗不一样，儿童癫痫用药需谨慎。

儿童癫痫用药该注意哪些事项呢?

儿童癫痫的治疗宜从单药治疗开始，长期规律服药，减药过程要慢，按癫痫发作类型及综合征类型选药，疗效判断要以临床及药物浓度测定为标准，定期复查，注意药物的不良反应，视具体情况调整药量。

单一用药可使大多数患儿在毒性较小的情况下完全控制发作，几种药联合应用时，常因药物的相互作用而影响疗效，还可增加药物的不良反应。对于难治性癫痫，有时需要同时用两种以上的药物，更需要在有经验的小儿神经科医生的指导下用药。

患儿的组织器官柔嫩，功能不完善，对抗癫痫药的吸收、分布、代谢、排泄等不同于成年人，儿童癫痫的治疗用药要根据这些特点来斟酌，分析、灵活应用，强调个体化，控制不良反应，采用综合疗法，标本兼治。在治疗的同时注意保护好大脑功能，只有在脑功能良好的基础下，抗癫痫药才能在儿童癫痫治疗中发挥有效作用。

在此提醒大家对于儿童癫痫的治疗，一定要听从专家的意见，不要自己盲目用药，以免造成严重的不良后果。

儿童患有良性癫痫需要吃药吗

儿童良性癫痫是儿童癫痫中最为常见的一种癫痫类型，癫痫病的治疗方法主要以药物治疗为主，儿童良性癫痫的用药注意事项不容忽视，它和康复有直接关系。儿童良性癫痫用药注意事项，主要有以下几个方面：

① 不是每一个良性癫痫的患儿都可以自愈，还是要进行适当的专业治疗。在儿童癫痫中，良性癫痫约占 30%。这类癫痫有多种发作类型：良性家族性婴儿惊厥、良性婴儿惊厥、良性肌阵挛癫痫、良性枕叶癫痫及良性中央区癫痫等。

② 儿童良性癫痫用药必须长期、不间断、定时、定量服用，不能随意或频繁更换药物，一般至少要服用 2~3 年，有时需 3~4 年甚至更长时间，直至发作已完全控制，脑电图正常，方可逐渐减药，直至停药为止。停药时间一般要求在半年内逐渐减少直至完全停药。

③ 这类癫痫发作类型各异，但共同特点是智力发育不受影响，药物治疗能完全控制发作，到了青春期后可以自愈。对于这类良性癫痫，经医生确诊后，父母不必带孩子到处求医，只要按照医嘱正规服药，就能正常上学。随着医学的不断发展，该病已经不是什么不治之症了，积极有效的治疗是有望痊愈的。

癫痫儿童会变成傻子吗

孩子患上癫痫后，家长担心对孩子的智力造成影响。

传统的抗癫痫药在控制癫痫发作的同时，对智力会有不同程度的损伤。因此，专家建议学龄期儿童应该选择对智能影响小的药物。中国有句古话叫"是药三分毒"。毫无疑问，治疗癫痫的药物肯定也具有一定不良反应，建议大家在可能的情况下选用中药，把不良反应降到最低。

不少病人家长担心用药会损伤孩子智力，就自行停药和减药。这种做法是错误的。癫痫有着严格的治疗原则："选择合适的治疗时机，按发作类型选药，早期单药治疗，联合用药种类越少越好，药物剂量个体化，坚持长期规律服药。"癫痫吃药一般服 2 年后再根据发作控制和脑电图好转的情况再减量服药 1~2 年，总的疗程需要 5~6 年的时间。

要特别警惕癫痫夜间发作，因为伴有呕吐的癫痫易使孩子被呕吐物窒息。要积极控制癫痫发作的诱发因素，如尽量避免打游戏机、少看电视、保证睡眠；孩子进行游泳、爬山等运动时，家长一定要注意他们的安全。

如新生儿时期曾有重度窒息、严重的颅内出血、先天性脑发育畸形或一些遗传性疾病（如结节性硬化症）等，都可以引起癫痫发生，而且常合并智力低下。有时先表现出智力低下，以后才出现癫痫发作，这类病人的智力低下与是否用抗癫痫药物无关。出生后发生一些神经系统感染或严重脑外伤后遗症等，也常出现智力低下和癫痫，也与应用抗癫痫药无关。

癫痫的发病年龄、发作次数及癫痫的类型与智力有关，不能把智力低下的原因都认为是服用药物不良反应引起的。

专家健康提示：癫痫是多种原因引起脑部神经元阵发性异常放电所致的发作性运动、感觉、意识、精神、自主神经功能异常的一种疾病。病人出现发作性症状后，最重要不

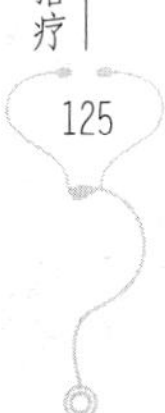

是如何治疗,而是首先明确诊断。

治疗儿童癫痫有哪些常识误区

误区一:几种抗癫痫药合用,效果一定比单一用药好。

抗癫痫用药原则之一是主张单一用药。近年研究发现,绝大多数癫痫病人在血药浓度监测下,服用一种合适剂量的抗癫痫药,可以满意地控制发作,没有必要同时服用多种抗痫剂。联合用药易导致慢性中毒,药物之间的相互作用影响药效,增加不良反应,并使发作更频繁,增加病人的经济负担。若单一用药,不能控制发作时,应分析原因,在医生指导下选择联合用药。

误区二:癫痫具有遗传性,癫痫病人不宜生育。

癫痫虽有遗传性,但对下代的影响不是百分之百。一般说来,癫痫病人的子女只有5%发生癫痫,因此癫痫病人是可以生育的。我国法律也未明令禁止癫痫病人生育。但从优生学的角度,癫痫病人最好避免与惊厥阈值低的人(包括癫痫病人和有高热惊厥史者)结婚,癫痫病人应在病情稳定、基本控制发作后生育。

误区三:原发性癫痫与遗传有关,继发性癫痫与遗传无关。

据调查发现,不仅原发性癫痫与遗传有关,继发性癫痫的直系亲属发病率远比普通人群高。从临床上分析,发生了脑外伤、患过脑炎、脑膜炎、有产伤窒息史的病人不一定都发生癫痫。表明是否发生癫痫不仅取决于环境因素的强弱,更取决于先天的遗传因素。遗传决定了一个人发生惊厥的"惊厥阈"值的高低,这种阈值越低,越易发生癫痫。

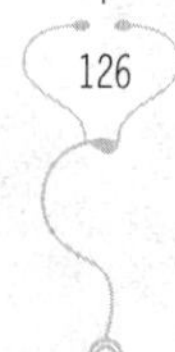

若环境因素的强度超过了其惊厥阈值，就会发生癫痫。从而提示不仅原发性癫痫，而且继发性癫痫都具有一定的遗传性。

怎样预防和治疗婴儿痉挛

婴儿痉挛症好发于3~7个月的婴儿，它的病因可能与产伤、新生儿窒息、病毒性脑炎、宫内感染、先天性弓形体病、先天性脑发育畸形和某些代谢性疾病有关。

婴儿痉挛症是婴儿时期一种特殊类型的癫痫，除全身抽筋外，更为严重的是还会引起小儿智力障碍。家长如何能察觉到婴儿可能患了这种病呢？当婴儿长到3个月后，如果出现点头弯腰样的抽筋，可能是婴儿痉挛症。

该病一经确诊，应立即治疗。治疗越早，婴儿脑损害的程度可能越轻。目前用于治疗婴儿痉挛症的主要药物是硝基安定和激素，两者联合使用，药效更好。药物治疗过程中，应坚持有规律地给孩子服药，以保持必需的有效血药浓度。

为了防止婴儿痉挛症的复发和转变成癫痫大发作或精神运动性发作，即使在发作完全停止以后，药物剂量仍不要减少，应继续服药2~4年，然后在医生的指导下谨慎地、逐渐地减药直至停药。

家长要特别重视的是，在婴儿开始服药时，应每2~3周去医院随访1次，以后每3~6个月复查1次。同时应密切注意药物的毒性表现，定期带婴儿到医院检查肝肾功能和血常规。一旦发现异常，及时采取进一步的措施。

儿童癫痫治疗会有怎样的预后效果

儿童癫痫的预后取决于多种因素，如病因、发作类型、发作严重程度、年龄、脑电图改变、治疗早晚等。对每一例癫痫患儿预后的评估必须根据个体特点，进行全面分析。

① 病因与预后：遗传性癫痫通常预后良性，如儿童良性癫痫伴中央颞区棘波、儿童失神性癫痫等，对抗癫痫药物反应良好，发作次数随年龄增长而减少，多数在青春期后消失。

症状性癫痫的预后与原发病有密切关系。由急性颅脑外伤引起的癫痫发作预后较好，一般在急性期过后即不再复发；少数可遗留癫痫反复发作，需长期应用抗癫痫药物控制。由大脑半球的肿瘤、脓肿、血管疾病等所致的癫痫发作，在治愈原发病以后往往仍有癫痫发作，应进行长期药物治疗。脑炎、脑膜炎引起的癫痫，预后因感染的轻重和并发症的有无而异。先天性遗传代谢缺陷、脑变性病及先天性脑发育异常等病因引起的癫痫预后多不好，发作难以控制。癫痫患儿合并神经系统异常及智力低下也提示预后不好。

② 发作类型及综合征与预后：临床发作类型及癫痫综合征与预后有密切关系，同一发作类型出现在不同的癫痫综合征，其预后可能有很大不同。

③ 发作持续时间与预后：长时间的惊厥发作可引起惊厥性脑损伤及全身性并发症，是癫痫最常见的死亡原因。惊厥性脑损伤可遗留不同程度的神经系统后遗症，并可加重癫痫发作。非惊厥性癫痫持续状态也可引起脑损伤。

④ 发作频繁程度与预后：一般说，儿童癫痫发作过于

频繁者预后较差。

⑤ 起病年龄与预后：新生儿期起病者预后较差，约50%死亡或有后遗症，主要与引起惊厥的原发病有关。婴儿期起病的癫痫比年长儿起病者预后差，可能与病因和病理有关。

⑥ 脑电图改变与预后：背景脑电图异常或进行性恶化多提示预后较差。高峰节律紊乱、广泛性慢棘－慢波、睡眠中10赫兹左右快节律发放及周期样放电预后常常不好。良性部分性癫痫的中央颞区或枕区棘－慢波、伴有典型失神发作的全导3赫兹棘－慢波预后较好。棘（尖）慢波的发放频度与癫痫的严重程度及预后之间无必然联系。有些良性部分性癫痫有频繁的棘－慢波发放，但发作并不频繁，预后良好；海马硬化引起的颞叶内侧癫痫不一定有频发的棘、尖波，但发作很难控制，预后较差。

有些无临床发作的棘－慢波持续发放，常常出现在睡眠期，虽然癫痫发作不频繁，也容易控制，但持续数月或更长时间的异常放电持续状态，可能对患儿的语言、行为及认知功能造成不同程度的影响。

⑦ 治疗与预后：癫痫起病后早期开始治疗可减少复发，减轻惊厥性脑损伤，有助于改善预后。规律用药的疗程长短可影响停药后的复发率，疗程长，复发率低。成人癫痫经过长期治疗停药后，约40%在5年内有复发。儿童癫痫在发作控制后继续服药4年者，停药后约1/4复发。一般来说病程短、及时药物治疗控制发作者，复发率低；病程长、有神经系统异常、脑电图异常、智力低下及症状性癫痫病因未去除者，复发率高。

总之，儿童癫痫若诊断正确，治疗得当，多数预后良好。专家调查发现，我国农村地区癫痫病人，就医于游医或巫医者达12%。有些难治性癫痫患儿的父母对患儿丧失信心，放弃治疗，放弃教育及引导，使患儿彻底失去了缓解症状、减轻损害、获得较好预后的机会。

治疗儿童癫痫有哪些有效方法

① 治疗要趁早：确诊后应尽早治疗，避免发生惊厥性脑损伤。服药从小剂量开始，注意个体差异，可在医生的指导下逐渐加量，摸索出一个对患儿有良好疗效的剂量，直到完全控制，不宜自行改药、加药。有研究显示，凡首次癫痫发作后前1~2年内开始规律服用抗癫痫药物者，70%~80%可得到满意控制。若3年后才开始治疗，仅40%可有1年以上缓解。

② 选择恰当药物：可根据癫痫发作类型选用不同药物。用药时尽可能只用一种药，减少联合用药，并尽量选用半衰期长的药物，以简化服药次数。单用一种有针对性的抗癫痫药可使75%~85%的癫痫病人的发作完全得到控制。多种药物联合用药，可能因药物之间的相互作用导致不良反应发生的机会增多或影响疗效。

③ 长期坚持规律服药：随意中断或不规律服药是治疗失败、导致癫痫顽固发作，甚至严重癫痫持续状态发作的重要原因。只有在治疗过程中疗效不好或有中毒表现，或某药用至有效稳态血浓度仍无效时，才考虑在医生的指导下换药。儿童癫痫病的治疗应该坚持。

一般来说，服药后发作控制的时间越长，停药后复发的可能性越小。有报道指出，凡坚持服药、癫痫停止发作连续4年以上者，停药后70%以上不会复发。

以上介绍的是儿童癫痫病的治疗方法，对于儿童要抓紧治疗，不容耽搁。晚一天治疗，孩子的病情就加重一分。

治疗儿童癫痫何时最佳

儿童癫痫的治疗要在早期，越早越好。儿童癫痫早期有哪些症状呢？

通常儿童癫痫的早期症状表现为动作突然停止、眼神空洞持续5~10秒钟后骤然结束，严重的儿童癫痫症状表现为突然神志丧失、呼吸暂停、四肢抽动、双手握拳、两眼上翻等。由于癫痫是小儿时期经常发作的一种疾病，家长需要对儿童癫痫的早期症状要有所了解。

儿童在6~7岁的时候，最容易出现儿童癫痫早期症状，这时家长要关注孩子的病情。儿童的神经系统功能尚未健全，对较小刺激特别容易引起强烈的反应，尤其是对外界不良因素的影响特别敏感。此外，反复发作对小儿的智力及精神发育也有严重影响。

什么时候是儿童癫痫治疗最佳时期？儿童癫痫治疗原则是宜早不宜晚，小量开始、规律服药、疗程要长。药物种类或剂量的增减均应循序渐进，否则，可能引起药物过量或癫痫发作。需坚持服用抗癫痫药，直至末次发作后2~4年，其中包括1~2年的逐渐减量过程。

为了掌握最佳用量及判断疗效，可定期做药物血浓度监测，以指导治疗。儿童癫痫治疗的最佳时期是早期治疗，儿童癫痫治疗宜早不宜晚。

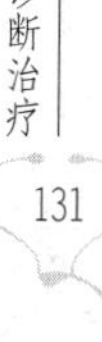

儿童的心理障碍

癫痫儿童的心理障碍是影响生活质量的重要因素。随着医学向生物→心理→社会医学模式转变，社会心理因素在疾病发生、发展中的作用日益受到重视。儿童癫痫是神经系统的慢性病症，长期以来主要应用抗癫痫药物进行治疗，患儿的心理问题却常常被忽视。作为家长，不仅仅要关注儿童癫痫疾病本身，更重要的是关注孩子们的心灵和成长。

孩子生病了，家长不免心情糟糕，如果孩子患的是儿童癫痫病，家长更是一筹莫展。不少儿童癫痫患儿家长对治疗儿童癫痫持悲观态度，认为癫痫是不治之症。家长一定要乐观对待儿童癫痫治疗，只有家长乐观对待儿童癫痫治疗，孩子才能积极面对，病才有可能治好。

儿童癫痫治疗家长需注意些什么

儿童癫痫病人对自身疾病的认识不足，自控力较差，常常导致治疗不规范，促使疾病反复发作。家长应多多注意，帮助患儿减少癫痫的发作，进行规范治疗，患儿疾病的控制依赖家长的依从性。

在儿童癫痫的治疗中家长应注意以下几点：

① 加强对疾病的认识：一旦出现癫痫大发作，应使患儿躺在床上或平整的地面上，将毛巾塞到患儿的牙齿之间，不强行制止患儿抽搐，以免患儿受伤；若出现发作持续时间超过以往的时间或发作次数明显增多，应马上就诊。

② 严格按照专科医生的处方督促患儿服药，不能随意改变药物的剂量及停药。

③ 定期带患儿复诊，按医嘱调整药物的剂量和服药的次数，并监测血常规、肝功能。

④ 加强对患儿日常生活的管理，保证患儿养成良好的生活规律及饮食习惯，避免过饱、过度疲劳、睡眠不足和情绪激动，尽量避免患儿接触电脑及游戏机，电脑屏幕的闪光刺激可以诱发癫痫发作。

⑤ 解除患儿精神上的负担，避免其出现自卑情绪。

⑥ 如患儿常在白天发作，尽量避免患儿单独外出，尤其是避免单独在马路或其他危险地方玩耍，以免发生意外。

家长应乐观对待儿童癫痫治疗

由于大部分孩子正处于生长发育期，儿童癫痫治疗也受到了很多限制，一些治疗成人癫痫比较有效的方法却不能用于儿童癫痫治疗，随着医学的不断发展进步，儿童癫痫治疗也有了很多新方法。

临床上针对儿童癫痫治疗有药物治疗和手术治疗两种。合理使用抗癫痫药物是当前儿童癫痫治疗的主要手段。临床中对于儿童癫痫病人不常用手术治疗，部分患儿对各种抗癫痫药物治疗无效，这类癫痫被称为难治性癫痫，对这部分儿童癫痫病人，有明确局灶性癫痫发作起源的，可考虑手术治疗。

药物治疗和手术治疗各有利弊，对于儿童癫痫治疗，家长们最关心的就是，是否有一种治疗既可以避免药物治疗的不良反应，又可以避免手术治疗的风险性？专家

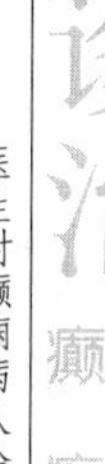

介绍，非药物性的生酮饮食治疗方法，可以有效抑制儿童癫痫。

在此，专家提醒广大儿童癫痫的家长们：儿童癫痫并不可怕，得了儿童癫痫，尽早治疗，规范治疗是关键。

儿童癫痫与游戏有何联系

① 打游戏容易诱发儿童癫痫：按照发病的诱因，癫痫可以分为情感性癫痫和反射性癫痫。反射性癫痫包括光敏性癫痫、音乐性癫痫和听觉癫痫等。打游戏而引发的癫痫是光敏性癫痫，是反射性癫痫的一种。光敏性癫痫种类很多，最典型的症状是在闪光诱发下可出现脑部神经亢异常放电，在闪光过程中或停止后出现癫痫，它的发作主要是由光源强刺激、闪光刺激等视觉刺激引起的大脑皮质过度兴奋。临床上做脑电图检查时，很多时候就是利用这种原理，对受检查者进行强光刺激，以期诱发发作，从而为临床诊断提供依据，临床上称为“视觉诱发”。相对而言，儿童和青少年时期患光敏性癫痫比率很高。不仅如此，没有癫痫病史的儿童和青少年、甚至成年人，也会由于上述因素的刺激而诱发癫痫。

② 光敏感性癫痫的易感人群为儿童和青少年：作为家长，如果发现孩子在受到光刺激、或正在看电视、玩电脑时，突发惊厥反应，应该引起警觉，及时就医。还有些患儿可能没有典型的癫痫症状，表现为失神、行为古怪等，如果这些症状在一定时间内反复出现，也应该引起高度重视。在日常生活中，要做好防护工作，避免收到强光刺激。目前认为注视电子屏幕引起癫痫发作有 2 个不同的机制：一是屏幕中活动的几何图形，特别是条状光栅引起的图形敏感性发

作;二是输入的50赫兹或60赫兹交流电源导致屏幕的闪烁,类似于光敏性发作。

③ 光敏性癫痫病人及高危人群:应尽量避免生活中有诱发癫痫危险的视觉刺激,最好一天看电视、看电脑、玩游戏不超过4小时,在每使用1小时电脑后,最好适当休息。在使用这些电子屏幕时,应该采取合适的保护措施,减少刺激。

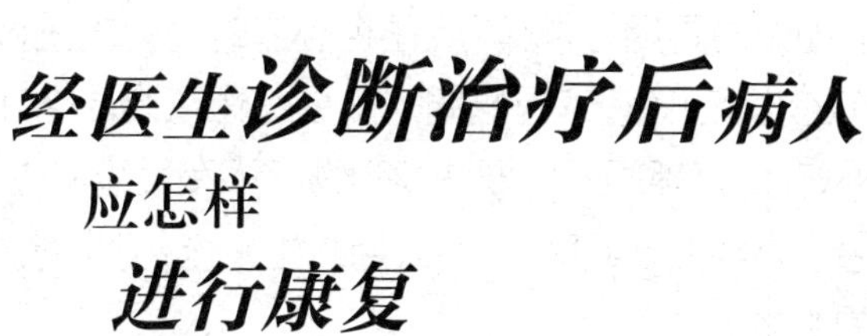

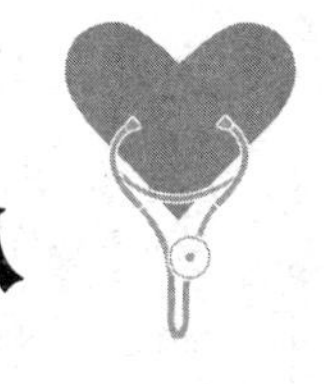

姓名 Name ______ 性别 Sex ______ 年龄 Age ______

住址 Address ______

电话 Tel ______

住院号 Hospitalization Number ______

X 线号 X-ray Number ______

CT 或 MRI 号 CT or MRI Number ______

药物过敏史 History of Drug Allergy ______

癫痫病人家庭护理应注意些什么

癫痫病人除了到医院积极治疗外，还应当得到精心的护理。在护理上，家庭担负着最主要的任务。

① 在病情方面：应详细掌握病史，最好自备一套病历，以详尽记录病人的历次发作情况。一定要注意避开一些促发因素。如果为周期性发作，应在相应的时间范围里做好预防发作的准备工作，或提醒病人加强注意或临时增加药量。另外，在治疗期间一定要注意药物的不良反应发生，对整个的治疗方案要做到胸中有数，与医生合作，加强对病人治疗上的监督。

② 在生活上：癫痫病人需要有规律的生活习惯。从吃、穿、住、行到劳作、学习都要尽量为病人多考虑一些，避免由于照顾不周到，形成发作诱因。特别是对待少儿病人和幼儿病人，生活上更要细心照料，认真监护，注意饮食定量，不能暴食暴饮，少食油腻生冷和刺激性强的食品，要注意起居有节，休息、活动要充分但都不能过量。活动场所更要加以限制，特别是有潜在危险的地方，比如高处、池塘、河边、游泳池、船上等。

③ 在服药方面：家属要督促检查病人按时按量服用，不能随便停药，否则影响治疗结果。不能擅自更换药品，要根据医嘱服用，定期去复查，根据病情变化采取不同的治疗方案。癫痫治疗是一个长期过程，完全控制后才可考虑逐渐停药，减药过程也需 1 年以上，切忌短期或突然停药。病程越长，剂量越大，停药越要缓慢。有的病人需要终身服药，家庭在监督帮助病人药物治疗方面十分重要。

④ 在精神上：癫痫病人要保持精神愉快，心情舒畅。对癫痫病人精神上的护理，比对他们生活上的护理更为重要，生活的规律化对病人的精神愉悦有一定帮助，但对少儿来说，有时候却是矛盾的，因此要做许多细致的思想工作。如他很想去游泳，你要限制他，就得动动脑筋，让他打消念头。把握两条：a. 使病人建立起积极治疗的信心，让病人明白癫痫病不是不治之症，从而稳定了他的精神支柱，在这个前提下，他才能做出努力，像正常人一样愉快地生活，保持最佳的精神状态。b. 注意病人的情绪变化，甚至是一些细节性的变化，杜绝精神诱因。如果忽略了病人的情感因素和精神因素，一旦诱因形成，就会加重病情，给治疗带来困难。

癫痫病人发作时应采取哪些急救护理措施

① 有发作预兆的病人：病人应做好心理准备，同时告知家属或周围人，有条件及时间可将病人扶到床上，来不及顺势使其躺倒，防止意识突然丧失而跌伤。同时迅速移开周围硬的、尖锐的物品，防止病人在意识丧失时碰伤，减少发作时对身体的伤害。家属及身边的人，应密切观察病人发病时间、每次发作持续时间（包括意识丧失时间、抽搐时间），要注意观察先抽搐的部位，是局部还是全身，是否伴有意识丧失及两只眼睛呆滞、向上看，大小便失禁等，这些表现对医生进行定位诊断有一定的帮助。有的病人，发作时情绪激动，可能发生自伤、伤人、毁物、自杀、杀人等过激行为，应立即采取紧急控制措施，严格限制其行为，以免造成严重后果，可肌内注射或静脉注射地西泮。对于失神小发作的患儿，家长和教师不要以为孩子漫不经心、不认真而责

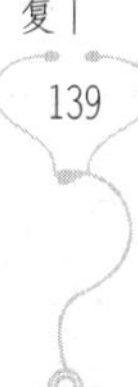

备孩子，因为有时癫痫发作只表现为孩子突然停止原来的活动，两只眼睛呆呆地不动，怎么叫都不醒，或是手中拿着的东西掉到地上，这是病情发作，并不是孩子捣乱、顽皮。

② 癫痫大发作的护理：出现先兆，首先要保护好舌头，抢在发作之前，将缠有纱布的压板放在病人上、下磨牙之间，以免咬伤舌头，如果发作之前还没有放入，可等到病人张口再放入，病人抽搐时不要强行放入，以免伤害病人。让病人平卧，松开衣领，头转向一侧，以利于呼吸道分泌物及呕吐物排出，防止流入气管引起呛咳和窒息。大发作时呼吸道分泌物较多，非常容易造成呼吸道阻塞或吸入性肺炎，此时切记口中不要塞任何东西，也不要灌药，以防止窒息。有些人看到癫痫病人抽搐时常常采用掐人中的办法，希望以此来终止病人的发作，其实病人抽搐是大脑过度放电，一旦发作，不能控制，只能等放电终止，抽搐才能停止。所以遇到病人抽搐发作，不要去掐病人的人中，这样对病人毫无益处。有人在病人阵挛期强制性按压病人四肢，试图制止抽搐、减少病人的痛苦，但过分用力可造成骨折和肌肉拉伤，反而会增加病人的痛苦。

③ 癫痫持续状态的护理：癫痫持续状态是一种急危重症，如不及时救治可出现脑水肿、脑疝、呼吸循环衰竭而死亡。病人出现癫痫持续状态，应立即送往医院。送医院后要向医生详细报告发病过程、给药时间及剂量，以利于医生掌握病情，合理救治。

怎样预防患癫痫

癫痫病的预防非常重要，预防癫痫不仅涉及医学领域，也与全社会有关。预防癫痫应着眼于 3 个层次：一是着眼于病因，预防癫痫的发生；二是对已患病者，控制其发作；三是减少癫痫对病人躯体、心理和社会的不良影响。

① 病因预防：遗传因素使某些儿童具有惊厥易感性，在各种环境因素的促发下产生癫痫发作。对此，要特别强调遗传咨询的重要性，应详细地进行家族调查，了解病人双亲、同胞和近亲中是否有癫痫发作及其发作特点。对引起智力低下和癫痫的一些严重遗传性疾病，应进行产前诊断或新生儿期过筛检查，以决定终止妊娠或早期进行治疗。

对于继发性癫痫应预防其明确的特殊病因，产前注意母体健康，减少感染、营养缺乏及各系统疾病，使胎儿少受不良影响。防止分娩意外，新生儿产伤是癫痫发病的重要原因之一，避免产伤对预防癫痫有重要意义。如果能够定期给孕妇作检查，实行新法接生，及时处理难产，可以避免或减少新生儿产伤。对于婴幼儿期的高热惊厥要给予足够重视，尽量避免惊厥发作，发作时应立即用药控制。对小儿中枢神经系统各种疾病要积极预防，及时治疗，减少后遗症。

② 避免脑损伤：脑损伤是构成癫痫发生的重要因素之一，其损伤可以是先天性的也可以是后天形成的，如炎症、外伤、血管病、占位寄生虫等。脑外伤后诱发的癫痫称为“外伤性癫痫”，避免脑受损伤是很重要的预防手段。

③ 减少促发因素：下面是一些癫痫的促发因素：a. 经常睡眠不足。b. 繁重的体力劳动、剧烈的体育运动等。c. 过度的脑力劳动，以及过度的精神紧张、悲伤、忧愁、过度兴奋。d. 饮酒、喝浓茶、饮咖啡，甚至吃巧克力都可诱发发作。针对以上促发因素，要求病人养成良好的生活习惯，避免情绪波动、精神紧张、过度劳累、饮食不节以及一些特殊的刺激；家属为病人创造一个良好的环境也是十分必要的。

④ 合理治疗：确定这种疾病的类型是治疗的根本，需

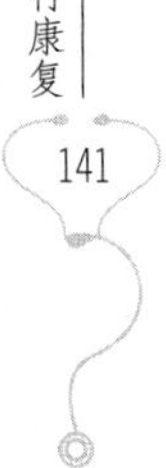

要根据类型采取正规、合理用药，大部分病人治疗效果比较理想。统计资料表明，病人在第一次癫痫发作后，复发率为27%~82%，在单次发作后大部分病人会复发。表明防止癫痫症状的重现显得尤为重要。

对癫痫病人要及时诊断，及早治疗。治疗越早，脑损伤越小，复发越少，预后越好。要正确合理用药，及时调整剂量，注意个体治疗，疗程要长，停药过程要慢，且应坚持规律服药，必要时对所用药物进行疗效评估和血药浓度监测。切忌乱投药物、不规范用药。去除或减轻引起癫痫的原发病，如颅内占位性疾病、代谢异常、感染等，对反复发作的病例也有重要意义。

⑤ 减少癫痫后遗症：癫痫是慢性疾病，可迁延数年、甚至数十年，对病人身体、精神、婚姻以及社会经济地位等，造成严重的不良影响。社会偏见和公众的歧视态度，严重影响病人的身心发育，而且会困扰病人的家庭。所以不少学者特别强调，对癫痫社会后遗症的预防和对该病本身的预防同等重要，癫痫的后遗症既是病人机体的，又是整个社会的，这就要求社会各界对癫痫病人给予理解和支持，尽量减少癫痫的社会后遗症。癫痫病人自身也要建立自信，相信自己一样可以为社会作贡献，消除心理阴影，融入社会中；社会对癫痫病人要多多关心，不仅从身体上，更要从心理上，帮助他们的康复。

癫痫病人应怎样进行预防保健

癫痫的预防保健一直倍受医生和病人的关注，对某些癫痫来说具有一定意义，特别是对已患癫痫者有阻止或减少发作的作用。积极开展预防保健，可以促进病人的康复，大大提高病人的生活质量。

① 提倡优生优育：优生优育是我国多年的号召，只有做到这一点，才能减少各种疾病的发生。癫痫病人择偶时，应避免与有癫痫家族史的人结婚，禁止近亲结婚，禁止男女双方均有原发性癫痫病史的病人结婚。他们结婚，大大提高了癫痫病的发病率。癫痫病人所生第一胎为癫痫患儿，不要生第二胎，女性病人如果有明确的遗传史，应尽量不生育。做到上述几点会使癫痫发病率大大降低。

② 妇女要注意孕期保健：妇女怀孕后，不要盲目服药。如果患病，一定要在医生的指导下谨慎用药。某些药物有致畸作用，尤其是妊娠前 3 个月，药物的致畸作用尤为突出。不要过多接触射线，各种射线（包括 X 线、γ 线及家用电器、电视、电脑向外辐射的射线）对胎儿均有引起先天发育缺陷的可能，孕期妇女尽量避免在高辐射环境下工作、生活。要防止孕期被各种病毒、细菌感染，定期进行产前检查。如果 B 超检查发现胎儿发育明显异常，应及时终止妊娠。如胎儿脐带绕颈，应及时行剖宫产。分娩时尽量减少胎儿缺氧、窒息、产伤，尽量避免使用产钳、胎儿吸引器，这些助产器常会导致婴儿颅内出血、脑损伤，遗留导致癫痫的隐患。

③ 小儿（4 个月至 5 岁）应避免感冒、扁桃体炎、肺炎及惊吓导致的发热，如体温超过正常 3℃左右，应及时对症处理，避免发生热性惊厥。热性惊厥反复发作，可造成脑组织缺氧，产生继发性脑损伤，这是癫痫发生的病理基础。据国内报道，热性惊厥转为癫痫的发生率为 3.8%~20%。所以，如果小儿体温超过 38.0℃，家长一定注意及时处理，及时就医。

④ 积极预防和治疗各种颅内感染：各种脑炎、脑膜炎等疾病导致大脑皮质炎症和水肿，引起癫痫发作。后遗症期由于脑实质内瘢痕形成和脑膜粘连，也能导致癫痫发作。颅内感染应早期诊断，积极治疗，减少后遗症和并发症的发生。

⑤ 注意人身及交通安全，防止颅脑外伤导致的外伤性癫痫：外伤后癫痫的发生率为0.5%~50%，昏迷时间越长，脑实质损伤越重，发生率越高。如急性期颅内血肿压迫，脑实质损伤后水肿导致的颅内高压，都可导致癫痫发作。颅脑手术后的损伤、脑挫裂伤后脑萎缩导致大脑供血不足，脑细胞功能紊乱，发生癫痫。

⑥ 避免大量饮酒所致的乙醇中毒后癫痫：长期大量饮酒除可引起胃炎、胰腺炎、肝损害、心律失常、造血功能和免疫功能异常外，最主要的是神经系统毒性，使体内维生素 B_1 缺乏，造成脑组织代谢障碍，发生脑萎缩，造成癫痫发作，还可能导致注意力低下，记忆力减退，甚至痴呆。急性乙醇中毒可直接引起癫痫发作。另外，酒后生事、打架斗殴或发生交通事故，造成颅脑外伤，可引起外伤后继发性癫痫。

⑦ 在我国引起成年人癫痫的常见原因之一是脑寄生虫病：随着社会的发展，卫生状况的改善，脑寄生虫病引起的癫痫有所减少，此病主要流行于我国华北、东北、云南等地。由于吃了被虫卵污染的食物或水源，使虫卵进入体内，随血液循环寄生于大脑皮质，引起癫痫发作。平时要注意饮食、饮水卫生。如果病人有皮下结节、癫痫发作应尽早做头颅CT、磁共振成像检查，以发现病灶，及早治疗。

⑧ 老年人应注意身体保健：积极防治高血压、动脉硬化，避免脑血管意外发生，减少脑血管病导致的继发性癫痫。脑血管病急性期并发癫痫者预后较差。后期主要由于

胶质增生，瘢痕形成，脑萎缩，代谢紊乱，脑供血障碍等引起癫痫发作。

⑨ 糖尿病病人一定要坚持长期治疗：定期检查血糖，使血糖维持在正常范围。低血糖、高血糖、非酮症高渗性昏迷、酮症酸中毒都可引起癫痫发作。一旦癫痫发作，应查明病因，积极治疗原发病，配合抗癫痫药才能取得好的疗效。

癫痫病人可以上学吗

癫痫病人能不能去上学，是很多人关心的问题，尤其是儿童病人的家长。从社会大家庭的角度讲，癫痫病人同样是社会的一员，无论从社会义务或是家庭责任讲，应当尽一切可能把孩子送到学校去读书。

癫痫病人经过学习，掌握一技之长，同样可以为社会贡献自己的才能和智慧，应当为病人创造良好的教育环境：

① 消除对癫痫病人的歧视，鼓励病人建立自信：不应因病人有癫痫看不起他们，孤立他们，嘲笑他们，应该让他们觉得和大家是一样的、平等的。

② 病人应当轻松愉快的学习：癫痫病人只要没有严重的精神智力障碍，一般不会影响学习。但是为了避免过分紧张和用脑过度，不要对他们的学习提出过高要求，要根据具体情况鼓励他们轻松愉快的学习，注意劳逸结合。

③ 在中考、高考等各级考试时，尤其要注意他们的身体状况，不能一味读书，太过劳累，这样很容易诱发癫痫发作。让病人思想放松，调整好情绪，同时补充营养，合理安排作息时间，保证充足的睡眠。

④ 在学习中多鼓励他们，表扬他们，不应过分严格要求或批评，以免使他们产生严重的思想负担，这对康复是不

利的。一个宽松、进步的学习环境对癫痫病人，尤其是患儿的成长十分重要。

癫痫病人就业时需要注意些什么

癫痫发作具有突然性，癫痫病人在选择职业时，应该避免盲目性。有一定工作能力的病人，无论为社会、为生活，都应该努力去做工作，癫痫病人就业时需要注意以下几个原则：

① 在工作中突然发作，自己不会受到意外伤害：也就是说，工作环境要安全，不要从事像电工、机械操作、水上作业或者近水作业、高空作业、地下单独作业、火炉边、爆破、接触强碱或强酸、剧毒品之类的职业或工作。

② 工作环境也会形成发作诱因：如强体力劳动、长时间的阅读、下棋、计算、绘画和过度脑力劳动，容易造成疲劳；强噪音、强光刺激的工作环境，容易使病人神经系统受刺激；有强烈异味刺激的工作，也会使病人出现发作。癫痫病人绝对不能从事这些职业或工种。

③ 在工作中癫痫发作不要对他人或社会造成伤害：像驾驶交通工具、指挥工作和一些特殊的社会工作等，病人一旦癫痫发作，受害的就不仅是病人本人，这种性质的工作，癫痫病人不要去做。也严禁癫痫病人入伍。

癫痫病人外出时应注意些什么

癫痫病人外出时，一定要随身携带"癫痫治疗卡"，以方便急救、及时与家人取得联系。在发作没有基本控制之前，不要外出旅游，病情控制后，必须在熟悉病情、掌握护理的家属陪同下外出旅游，并随身携带应急药物，以便病情发作时及时处理。注意饮食，保证充足睡眠，不可过于劳累，不要到危险地带，禁止攀登危岩，靠近绝壁，不要紧靠水库、河流，不要参观光怪陆离、阴森恐怖的历险宫，避免强烈的音响、彩灯造成视觉、听觉等感官刺激。洗澡时不要盆浴，以免突然发作导致溺水。

癫痫病人能开车吗

国外有些国家允许癫痫病人在特定的前提下驾驶，但我国现行驾驶规定中考虑到安全因素，暂时还不允许癫痫病人开车。

有些癫痫病人症状已得到控制，以为自己完全有能力开车了。但是一项研究数据表明，癫痫病人在停药后第一年癫痫的复发率为 25%，第二年为 30%。可见停药后癫痫还是会随时复发的，所以癫痫病人不但要坚持治疗，尽量不要开车，这不仅是对自己的生命安全负责，也是对其他人的负责。

癫痫病人能看电影电视，玩电子游戏吗

临床为病人做脑电图检查时的闪光刺激，可诱发脑电图异常放电，显示一定频率的闪光刺激可以诱发异常脑电图或癫痫发作，所以癫痫病人应少看电影、电视。尤其是看电影、电视诱发发作的病人，在未经药物满意控制发作之

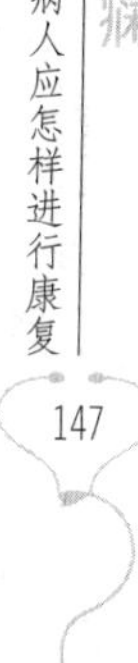

前，最好不看电视或电影。因有些画面、声响对视觉、听觉有强烈的刺激，尤其是一些恐怖场面，对于一些癫痫病人，容易诱导发作。

有的癫痫病人平时一般不发作，每次看电影、电视时发作，称为"电视性癫痫"。这种病人不要去看电影、电视。对于病情控制较好的病人，每天看电视最好不超过半小时，对于闪光诱发癫痫发作的病人，应禁止玩电子游戏。玩电子游戏时间过长，大脑高度紧张，得不到充分休息，出现缺氧，引起癫痫发作。另外，电子游戏会诱发大脑过度放电，使癫痫发作。

癫痫病人为什么不能长时间阅读、看书

人们往往不理解这个问题，认为阅读、看书又不是激烈的运动，长时间应该不会有问题的。其实，阅读时，人的唇、舌、喉也在相应地运动，长时间的阅读，呼出大量的二氧化碳，易造成体内的碱性状态，这些都有可能导致大脑的异常放电而诱发癫痫。看书虽然不会做什么肌肉的运动，但是人的心理活动及情感状态会随着书中的内容相应发生变化，这些过强的刺激也有可能导致癫痫发作。所以阅读、看书保持适度的量，最好隔段时间休息一下，散散步，喝喝水，这样使身体处于一个放松的环境中，有利于身心健康。

癫痫病人不能做哪些运动

癫痫病人可以参加适量运动，以提高身体素质和增强战胜疾病的信心，但不能从事过于激烈的运动，否则对身体

不利，如运动量大的足球、篮球、长跑等。进行这些运动时人会出现过度换气现象，过度换气时由于二氧化碳排出过多，产生呼吸性碱中毒而诱发癫痫，特别是诱发失神发作和大发作。癫痫病人也不能参加登山、蹦极、冲浪等极限运动，也尽量不骑自行车，以防止发作时摔伤，或出现交通事故。游泳时也要特别注意，一定要有人陪伴，而且要告诉对方自己是癫痫病人，这样如果发生意外也可以及时施救。

癫痫病人宜参加哪些活动

癫痫病人不能做剧烈运动，但是适当的运动对于身体健康还是很重要的，这里介绍几种适宜癫痫病人长期锻炼的活动方式。

① 慢跑：癫痫病人慢跑时不要求速度，保持呼吸均匀。身体发热就可以停下来，跑动过程中全身放松。贵在坚持，随着体能增强，可逐渐加量。

② 散步：散步随时随地都可以进行。时间可自己选择，但最好固定，比如在晚饭后或者在紧张劳动结束后，既能松弛紧张的肌肉，又能调节神经系统。还可以跟家人、朋友一起散步，边走边聊。

③ 太极拳：打太极拳是一种非常好的活动方式，没有剧烈的动作，一切尽在柔中。如能调动意念、学会用气更好了。

应该提醒的是，如果病情较重，或者临近发作，最好不要单独活动。同时，活动、锻炼的场所要选择好，最好在公园的空地或者是草坪上，要远离危险的地方，如水库、河流的边上，不要在道路旁边运动，避免意外。

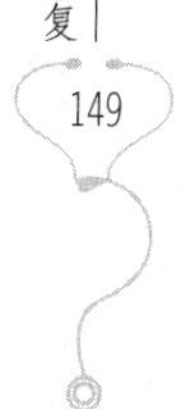

气候因素对癫痫有影响吗

冬季天气寒冷，对癫痫病人来说，增加了引起癫痫发作的诱因。天气变化，人们很容易发热感冒，也成为癫痫病人癫痫发作的诱因。因此，气候变化、天气寒冷时，癫痫病人要注意防寒保暖，预防癫痫发作。

气候变化，使气温不稳定，很容易患感冒、发热等疾病。特别是发热，可能会导致小儿惊厥，引起癫痫发作。虽然感冒发热不是什么大病，但是对于癫痫病人一定要重视，以免加重病情。同时要积极治疗原发病，控制感染，从而有利于癫痫病情的控制，避免造成严重后果。

在寒冷的冬季，做好防寒保暖工作十分重要：对于癫痫病人来说，防止过冷过热、冷热刺激，以及发热感冒等癫痫发作诱因是非常重要的。

癫痫病人要有哪些自我安全保护意识

癫痫病人不同于正常人，无论在家中或工作中都可能出现各种意外情况，要时刻绷紧安全这道弦，提高安全意识。

① 癫痫病人洗澡不宜频繁：洗澡时环境湿热，密闭，通气通风不良，对身体有不小的刺激，癫痫病人因大量水蒸气吸入体内，易造成暂时性功能紊乱，可诱发癫痫。尤其是在饱餐和饥饿时不应洗澡，饱餐后表皮血管被热水刺激，影响消化引起低血糖，甚至虚脱。发热时也不宜洗澡。当体温上升到38℃，身体热量消耗可增加20%，极易发生意外，诱发癫痫发作。淋浴时避免水温过高，最好不要超过50℃，

热水可诱发癫痫发作，也可能会烫伤病人。洗澡时注意滑倒，另外浴室中金属、镜子、瓷器等尖锐的物品都是潜在的威胁。洗澡时不要将门反锁，以免给发作后的救援造成困难，最好洗澡时有人陪伴。

② 房间里在加热器和火源周围设置保护设施，家具尽量不要有锐角，椭圆形状相对安全，减少玻璃的使用，避免尖锐的床头用品，枕头最好透气多孔。厨房中要减少明火的使用，微波炉和电热水器是很好的选择。

③ 对于癫痫频繁发作的儿童病人，特别是有跌倒的失张力发作，可以佩戴头盔以保护头面部。癫痫病人在上下班途中，要走熟悉的路线，遵守交通规则。最好有人陪伴上下班。如果一个人，要随身携带本人信息卡，以便发作时救援与通知家属。

癫痫病人应怎样安全过年

春节是中华民族的传统节日，春节期间少不了走街串户，吃吃喝喝。为了欢乐迎新年过春节，避免癫痫发作意外，癫痫病人尤其需要注意以下事项：

① 备好常用的抗癫痫药物和急救药物：坚持按时、足量、长期、规律服药是癫痫治疗的基本原则，病人要严格按照医生要求服药，不要自行减药、停药或换药，以免引起连续发作。如漏服应立即补服，遇感冒发热、经期或有发作先兆时及时咨询医生。在连续发作持续状态时及时急诊就诊。

② 合理安排好饮食生活：科学安排好癫痫病人的“吃喝玩乐”尤为重要。a. 合理饮食调理：不要过饱或过饥，不要一次饮过多的水，禁食肥甘厚腻、辛辣刺激食物，如烟、

酒、浓茶、咖啡饮料、巧克力等。可适当食用含维生素、钙质丰富的蔬菜瓜果。b. 保持情绪稳定：避免焦虑、烦闷、抑郁、愤怒等不良情绪的刺激及过度兴奋和悲伤等，保持心情舒畅、乐观自信、积极向上，也不能过于兴奋和激动。c. 生活起居规律，按时作息，保持精力充沛：忌过度疲倦劳累，夜间工作娱乐活动时间不宜太长，要保证充足的睡眠休息时间；不宜通宵达旦玩麻将、纸牌。不宜参加剧烈的长时间体育运动，不去空气流通性差、噪音大拥挤的歌舞厅等娱乐场所；小孩不能玩画面刺激耀眼的电子游戏机、不要长时间观看惊险恐怖彩色电影、电视。d. 及时加减衣帽避风寒，如遇感冒发热，应立即退热处理。

患了癫痫会影响视力吗

癫痫是神经系统的疾病，类型繁多，对人体的影响不尽相同。视神经在大脑中穿行，当癫痫发作时可能会有视神经损伤表现。特别是枕叶癫痫，主要以视觉表现为主，此类型癫痫病发作时会出现盲点、偏盲、双眼强直性偏斜等。

枕叶癫痫较为少见。据相关调查显示，大约有 75% 以上的枕叶癫痫病人存在神经影像学上的结构性异常，包括枕叶皮层结构发育不良、出生时缺氧缺血性脑损伤、变异型斯特奇－韦伯（Sturge－Weber）综合征、枕叶钙化、高甘氨酸血症等，儿童特发性良性枕叶癫痫可能与遗传因素有关。

枕叶癫痫的主要症状有视觉症状、盲点、偏盲、黑蒙，最常见的是闪光或亮点、光幻觉以及视物变形等。也有病人表现为头痛、呕吐、腹部不适，甚至幻视、幻听等。发作时可见双眼强直性偏斜或阵挛，眼睑抽动和闭合，偶有眼阵挛性癫痫持续状态。眼睛偏斜的方向多数为发作起源的对侧，也有少数为同侧。

综上所述，癫痫会不会影响视力，取决于发作是否牵涉视觉通路。

患了癫痫会导致猝死吗

统计数据显示，癫痫病人的标准病死率（经年龄校正后）是普通人群的2~4倍，在诊断后的最初10年是高峰期。在此期间，10%的病人直接死于癫痫或癫痫持续状态，5%死于癫痫发作时的意外，7%~22%由于各种原因自杀，其余属于癫痫不能解释的猝死。数据显示，每年猝死的发生率为0.1%~0.2%，平均年龄30~32岁。男性为主，1/3发生在夜间睡眠时。酗酒可增加病死率，癫痫发作频率不是引起猝死的关键因素。猝死发生可能的机制为发作时伴致死性心律失常、继发性呼吸暂停导致窒息等。

患了癫痫会影响寿命吗

这个问题很多病人都会关注，其实癫痫对寿命没有多大的影响。从整个癫痫病人的群体来看，癫痫并不影响寿命的长短。然而，癫痫的持续状态可以引起病人死亡，它往往是由于突然停药或其他原因引起的。此外，癫痫发作时的窒息及吸入性肺炎、骨折、脱臼等也有一定的危险性。由于服用抗癫痫药物引起的死亡仅是个别。有的病人担心服药会影响身体健康和寿命，擅自停药，结果更容易引起癫痫发作，是不可取的。

癫痫病人在饮食上应注意些什么

癫痫病人的饮食非常重要，需要病人好好把握。

① 适当限制糖与水的摄入量：癫痫病人所需要的热能和蛋白质与正常人相同，糖类（碳水化合物）不需要太多，以每天不超过 300 克为宜；适当增加脂肪的供应量，宜占总热量的 60％左右；限制水分，每天不超过 1 000 毫升；盐每天不超过 3 克；充分供给维生素与矿物质，尤其是铁、钙等元素；禁止食用含糖多的食物和刺激性食物。

② 限制钾的摄入量：脑外伤引起的癫痫病人和长期服用镇静药物的病人，容易脱水、贫血、白细胞减少、营养不良等，严重癫痫病人可出现血中钾的含量升高。血钾过高会对身体产生不良影响，甚至猝死。当饮食中含钾过多，会增加病人的血钾含量，癫痫病人钾的摄入量每天不应超过 3 克。

③ 不宜多吃含锌高的食物：对癫痫病人进行血锌浓度测定，发现几乎所有的癫痫病人血锌平均含量都比正常人明显增高。经长期的抗癫痫药物治疗后的病人，血锌浓度比用药前明显下降，有的甚至出现某些缺锌症状。这说明癫痫的发生与体内特别是脑内锌含量增高有密切关系。

④ 切忌过饥或过饱，勿暴饮暴食。过度饥饿使血糖水平降低，低血糖往往诱发癫痫发作；过饱后血糖水平会快速升高，体内胰岛素分泌增加，加速葡萄糖代谢，血糖水平先高后低，波动很大，也会诱发癫痫；暴饮暴食、过度饮水使胃部过度牵张，也容易诱发癫痫发作。

⑤ 尽量避免饮用兴奋性饮料，如咖啡、浓茶等：因这类

饮料中含有的咖啡因可使大脑神经细胞兴奋，并异常放电，使癫痫发作。

烟酒对癫痫病人会有哪些危害

烟中尼古丁和一些致癌物质对身体的损害是肯定的。有医生发现，有些病人的癫痫发作与抽烟有明显的关系。烟中含有大量尼古丁，一般人轻度过量吸烟可出现头晕、恶心等症状，这是尼古丁中毒的结果。尼古丁与脑血管的舒缩有明显的关系，烟草中的尼古丁使脑血管舒缩功能紊乱，可能诱发癫痫。

酒和癫痫发作有明确的关系，癫痫病人要禁酒，包括任何含有乙醇的饮料都要禁止。酒中含有一定量的乙醇，它能导致乙醇中毒，比烟的危害更大。一次过量饮酒，会出现神经系统功能紊乱，使人举止失常，没有自控能力，稍严重的会昏迷，或者发狂、发疯，更明显的表现是记忆衰退，或者导致肌肉萎缩无力，还会严重损伤肝脏、肾脏，对脾胃功能也有损伤。长期大量饮酒可直接产生乙醇中毒性癫痫，这是大家公认的。不少病人都有饮酒后诱发癫痫的经历，这是因为乙醇可使大脑神经细胞兴奋，癫痫阈值降低。另外，饮酒后寻衅滋事，造成人身伤亡，或形成脑外伤而引起继发性癫痫，癫痫病人饮酒是有百害而无一利。

癫痫病人需要补充维生素吗

在对癫痫病人治疗中，某些西药会对消化系统带来影响，导致病人营养物质的缺乏或代谢障碍，如维生素 B_6、维生素K、叶酸、钙、镁等元素的缺乏。在合理饮食的同时，注意补充上述物质，并多食蔬菜、水果，米糠、麦麸富含维生素B_6，所以应多食粗粮。鱼、虾、蛋、奶中含有丰富的维生素D，并能促进钙质吸收，绿色蔬菜含有丰富的叶酸、维生素K。癫痫病人不能偏食、挑食，必须全面均衡营养，合理饮食。

癫痫病人能结婚吗

一般情况下，癫痫病人可以结婚，但从坚持优生优育、提高我国人口素质出发，提出以下建议，供遗传咨询时参考。

① 禁止近亲结婚，特别是双方均是原发性癫痫的不可近亲结婚及生育：癫痫病人的近亲，受遗传影响较大，可能有癫痫遗传基因。即使近亲结婚的双方都是正常人，其子女患先天性疾病的可能性也很大。有资料表明，癫痫病人婚配出生的子女癫痫发病率比健康人近亲婚配出生的子女高5倍。我国法律也明确规定禁止近亲结婚。

② 劝阻双方均患特发性癫痫的病人结婚，如已结婚的应劝其不育：根据癫痫的遗传规律，特发性癫痫病人子女的癫痫发病率比普通人群高4~10倍。如果夫妻双方都是特发性癫痫病人，子女的癫痫发病率更高。

③ 纯属继发因素所致的癫痫病人一般不会遗传，可结婚生子。在病情得到良好控制的情况下，癫痫病人同正常人一样享受生活的权利。他们完全可以有甜蜜的爱情，美满的婚姻生活。

④ 片面认为癫痫病人不能婚配或婚后会加重疾病的观点是不正确的。事实上，和谐的婚后生活，会使病人身体功能、精神状态等各方面得到调节，有很多病人婚后病情大

大减轻了。关键在于有效治疗和良好的生活习惯。

过性生活会诱发癫痫吗

性生活是维系夫妻关系的纽带，很多癫痫病人对于夫妻能不能进行性生活，应该注意些什么？顾虑重重。这是可以理解的，其实癫痫病人没有必要背负思想包袱。绝大多数病人性功能正常，性生活一般不受限制。到目前为止，没有统计学数据显示，性交会诱发癫痫或使癫痫加重。所以癫痫病人完全可以过性生活。性生活应保持在什么频率也没有准确的数据，只要身体健康，不影响休息和工作，应该没有问题。但是，过度频繁的性生活会导致疲劳，也有可能诱发癫痫，以适度为好。少数传统抗癫痫药，如苯巴比妥等能降低雄激素水平，使性欲低下，对长期服用的病人的性生活有一定影响。但是，癫痫病人性功能障碍的另一个重要因素是由精神、情绪和社会压力造成的。一般情况下，只要坚持治疗，生活有序，休息充分，癫痫病人可以和正常人一样过夫妻生活。

癫痫病会遗传给下一代吗

癫痫会不会遗传给下一代是病人及亲属十分关心的问题。在少数情况下，癫痫有不定期遗传的倾向，但大多数情况下影响不大，影响大小主要与病因有关。原发性癫痫病人亲族中，病人发病率为3%~4%，继发性病人中为0%~1%，说明原发性影响大，血缘关系越近发病率越高。父母双方均有癫痫或有一子女已发病，则第三代的发病率为20%。原发性癫痫病人虽可结婚，但应限制生育。癫痫病人选择配偶时，不要选择患过癫痫病的人或有家族病史的人，血缘关系越远越好。从优生学观点出发，原发性癫痫病人应避免生育，但在我国尚无明确规定，以下几点供参考：

① 从优生观点出发，原发性癫痫病人应避免生育。

② 双方均为原发性癫痫病人的近亲也应禁止生育。

③ 双方有癫痫家族史的应禁止生育。

④ 一方为癫痫病人，对方仅有脑电图异常时也应禁止生育。

⑤ 一方有家族史，已生过患癫痫的子女，不应生育二胎。

⑥ 女性癫痫病人又有明确的家族史者，如已结婚应禁止生育。

⑦ 全身性发作病人，脑电图有广泛异常，其同胞中也有类似表现脑电图的，应禁止生育。

⑧ 无家族史和家系脑电图异常的癫痫病人，在育龄期内癫痫治愈（包括脑电图恢复正常）1 年后可生育。

怀孕对癫痫病有影响吗

怀孕会不会对癫痫有影响，这是很多女性病人常见的问题。癫痫病人怀孕后，45％的人发作次数增加。特别是服用西药，通过肝脏代谢、胎儿组织和胎盘易致抗癫痫药血药浓度降低，不能控制发作。若增加剂量，对母亲和胎儿都有影响。部分病人在妊娠早期癫痫发作增加，有癫痫的妇女怀孕时，应知道无论疾病本身或是服用抗癫痫药物，均对胎儿有影响，所有的抗癫痫药都有一些致畸的危险性。但只要癫痫或药物控制得当，大多数患癫痫的父母都能得到一个健康的宝宝。

癫痫病人妊娠期应注意些什么

妊娠期的癫痫女性应注意什么，是大家极为关心的：

① 妊娠期的女性，承担着下一代的健康责任，所以，患有癫痫的妇女怀孕后，不要盲目服药。如果患病，一定要在医生的指导下谨慎用药。因为某些药物有致畸作用，尤其是妊娠前3个月，药物的致畸作用尤为突出。不要过多接触射线，各种射线对胎儿均有引起先天发育缺陷的可能。

② 妊娠期的癫痫女性要防止孕期各种病毒、细菌感染，定期进行产前检查。如果B超检查发现胎儿发育明显异常，应及时采取相关救治工作。分娩时尽量减少胎儿缺氧、窒息、产伤，尽量避免使用产钳、胎儿吸引器，避免导致婴儿颅内出血、脑损伤的遗留导致癫痫的隐患。

以上只是对妊娠期的癫痫女性应注意些什么作了一些基本介绍，怀孕对于癫痫病病人来说是件大事，疏忽不得。一不小心，可能会影响孩子的一生，这样不仅大人痛苦也会连累孩子的健康。所以，妊娠期的癫痫康复指导是非常重要的，希望广大想要宝宝的女性朋友们应多加注意。

女性癫痫病人宜采取哪些避孕措施

青壮年时期的癫痫女性，如果不打算要孩子，采取什么避孕措施比较好呢？

① 口服避孕药的方法：现在的口服避孕药基本上属激素类的，吃了激素类避孕药以后，一般来讲，雌激素占很主

要的位置，而雌激素会加重癫痫的发作。另外，抗癫痫药有一些“肝酶诱导剂”的作用，会使避孕药的效果下降，造成避孕失败。这两者之间，抗癫痫药可能影响到避孕的效果，避孕药又可能加重癫痫的发作，女性癫痫病人应正确处理好这两者间的关系。

② 工具避孕：有避孕环、避孕套。一般情况下鼓励采用工具避孕比较好，这样互相不影响，如果实在没有办法，可以选择口服避孕药物。但要注意不要跟“肝酶诱导剂”之间产生影响，尽量不要采用有“肝酶诱导剂”的抗癫痫药物，事先要做避孕药浓度的检测，这样才能保证避孕成功，否则可能造成避孕失败。

③ 采取节育措施，就是结扎。

服用抗癫痫药物会影响胎儿发育吗

抗癫痫药物，特别是西药会导致一些畸形胎儿的出生。胎儿致畸发病率2.2%~13.8%，常见有腭裂、唇裂、心脏异常。致畸的发生率一方面与母亲的年龄、家族史、病史（如糖尿病）等有关，另一方面与所用药物有关，特别是有些西药。想要孩子，症状控制应在3年以上，年龄不超过35岁。病人或家族中有畸形遗传病者，应不生育，病人有流产、死产或生产出异常婴儿的，再产应格外小心。

在怀孕之前或者怀孕过程中服用抗癫痫药物，会不会对胎儿产生影响，这是一个非常重要的问题。根据最新的国内外专家的研究，总结为以下几点，供大家参考。

① 没有痊愈的癫痫病人（痊愈一般指停用药物后2年没有发作）来说，怀孕之前和怀孕过程中都需要药物治疗。

普遍的观点是：尽量坚持服药以获得最好的控制癫痫效果，至少也应该控制癫痫的强直－阵挛性大发作。大发作本身可以导致胎儿的缺氧窒息。其他类型癫痫（如精神运动性和失神发作）对胎儿的影响作用还不太清楚。

② 在怀孕前和怀孕期间补充叶酸，而且需要大剂量的叶酸补充剂（4~5 毫克，一般的剂量是 0.4 毫克一片，也就是需要 10 片/日），服用卡马西平的病人更应服叶酸。

③ 多项研究和分析结果发现，应采用单种药物治疗，即只吃一种药。多药联合的孕妇所生胎儿畸形的概率更高。普通人胎儿畸形的发生率为 1.6%~3.2%，如果服用药物，胎儿畸形的发生率为 3.1%~9%，也就是正常人的 2~3 倍。服用单一药物，发生率为 2.3%~7.8%，服多种药物后可增加到 6.5%~18.8%。

综上所述，如果癫痫的症状很轻，发作频度和程度对本身和孩子没有很大的威胁，可以考虑怀孕之前或者是怀孕后的 10 周内停止用药。但对于强直－阵挛性大发作的病人，不能冒险尝试停药，应该坚持服药。服药应尽量采用单药，同时补充大剂量的叶酸。

癫痫病人可以哺乳吗

抗癫痫药物会通过血液循环渗透到乳汁中，造成药物不可避免地通过乳汁进入婴儿体内。尤其是苯巴比妥类药物，婴儿吸食后可能会导致嗜睡、吸吮无力、体重增长缓慢，严重的引起呼吸困难、药物蓄积中毒，从而影响大脑发育。因此，正在服用抗癫痫药物的妇女应该采用人工喂养的方法，以保证婴儿健康成长。但是在整个孕期，抗癫痫药物通过胎盘已经进入到胎儿体内，胎儿已经和药物接触一段时间了，这时如果突然终止哺乳，一些容易有戒断综合征的药物，如苯巴比妥在婴儿体内浓度突然降低，会出现戒断综合征，表现为发抖、不安、烦躁、哭闹等。因此，在孕期和围生期，尽量避免使用抗癫痫药物，或将剂量控制在最小，逐渐减少母乳喂养量，哺乳期母亲要保证充足的睡眠，预防癫痫发作。

怎样预防和治疗儿童癫痫

近年来儿童癫痫的发病率逐年走高，儿童癫痫的发病率是成年人的 10~15 倍，而且，癫痫病人半数在儿童期发病。儿童的生理特征与成人不同，如儿童的神经系统功能尚未健全，大脑皮层对皮层下的抑制还不完善，动力定型未能牢固建立和内抑制过程减退等。小儿对于较小刺激容易引起强烈的反应，尤其是对外界不良因素的影响特别敏感，加上神经系统本身的变化，所以儿童癫痫在某些方面和成人有所不同。小儿癫痫的特点是：a. 多样性。b. 易变性。c. 顿挫性。d. 不典型性。e. 不良因素容易诱发。f. 对智能发育影响较大。这些特点决定了小儿癫痫的难治性和危害性。那么怎样预防小儿癫痫，小儿癫痫应注意哪些问题呢？

① 孕妇宜保持心情舒畅，情绪稳定，避免精神刺激，避免跌倒或撞击腹部。

② 孕妇应定期进行产前检查，临产时注意保护胎儿，及时处理难产，使用产钳或胎头吸引器时要特别慎重，避免窒息，注意防止颅脑外伤。

③ 控制发作诱因，如高热、惊吓、紧张、劳累、情绪激动等。在发作间期少让患儿看电视，禁止玩电子游戏机等。

④ 抽搐时，切勿强力制止，以免扭伤筋骨，应使患儿保持侧卧位，用纱布包裹压舌板放在上下牙齿之间，保持呼吸

通畅，痰涎引流顺畅，以免咬伤舌头或发生窒息。

⑤ 抽搐后，往往疲乏昏睡，应保证患儿休息，避免噪音，不宜急于呼叫。

癫痫患儿一定要长期坚持服用抗癫痫药物，在正规的医院进行系统的治疗。在治疗过程中，家长同样要注意一些问题。

① 发作次数：在用抗癫痫药期间，要求患儿定期去医院复查，开始每2~3周复查1次，以后可3~6个月复查1次。服药后发作次数明显减少或停止发作，表示治疗有效，可继续服药；如果减少不明显，可能是用药剂量偏小，可适当增加药物剂量，如仍无效果，可考虑换用另一种药物治疗。如果多种抗癫痫药物治疗均无效，应及时去医院检查以明确诊断。

② 注意药物毒性反应：患儿服药期间家长要注意随时观察有无眼球震颤、嗜睡、兴奋、走路不稳等不良反应，还要定期去医院检查血常规，肝、肾功能等，以便调节剂量，减少药物的不良反应。

③ 惊厥发作时间：一般癫痫的惊厥发作时间很少超过15分钟，如果一次惊厥发作时间在30分钟以上，应考虑为癫痫持续状态，应立即急诊治疗，这是高危重症。不及时处理，可危及生命。

儿童癫痫家庭护理应注意些什么

孩子发病时意识丧失，口吐白沫，呼吸暂停，全身僵直，没有经验的家长往往手足无措。如想更好地治疗儿童癫痫，家庭护理是十分重要的。

及时发现癫痫发作，儿童多为癫痫短暂小发作，一般1~2秒钟即过，长者可达数十秒。表现为面色苍白，动作突然停下来，双目凝视，没有神色，手中拿着的东西突然掉到地上，有时头向前倾跌或眼皮及上肢出现不易觉察的颤动。发作一过立即意识清醒，但对发作经过毫无记忆。只有发现了儿童癫痫发作规律才能进行更好的护理。保护过度是患儿家长的通病。看到孩子发作的时候那么痛苦，不少家长干脆就不让孩子运动了。其实癫痫患儿也可以运动，一些轻松的体育运动还是很适合患儿的，如乒乓球等。但是攀岩和登山等强度大的运动不适合癫痫患儿。电脑和电视也是诱发儿童癫痫的一大病因，长时间玩电脑游戏或久看电视，会导致大脑皮质高放电状态，诱发癫痫，尤其是禁止患儿观看恐怖影视剧，避免惊吓及精神过度紧张。另外，过劳、睡眠不足和情绪冲动，都有引发癫痫的危险，因此家长要特别注意这方面的管理。还要注意饮食的调摄，不可吃得太饱，忌食过量的牛羊肉及生冷油腻食物等。外出时嘱咐患儿不要到水边、火边玩耍，家里要将那些锐利物品收起来，以免发生意外。

一个良好的呵护生活环境，对于儿童癫痫的康复是有很大帮助的，除了家庭护理以外定期体检也很有必要。癫痫是慢性病，目前大多数癫痫的治疗主要服用抗癫痫药物，需要长期服用，因此服药期间要注意药物的不良反应，定期体检不可忽视。

癫痫病人会有哪些心理特点

① 抑郁：一旦患了癫痫，病人的心理负担加重，闷闷不乐，心情不畅，若不能找到缓解压力的方法，而自身的心理

素质又不够好，会形成较严重的抑郁症，给病人造成痛苦，影响治疗效果。另外抑郁本身也可以诱发癫痫。

② 孤独：有的癫痫病人，感觉到工作、生活及学习等方面都受到一定的限制，不能和正常人一样，于是便不可避免地陷入孤独，自身与外界隔绝起来。不愿和大家在一起，不愿参加集体活动，生活在自己的小世界里。特别是青春期的病人，孤独感更强烈些。

③ 自卑：常见原因有两方面，一是病人本身：癫痫发作不分时间、地点、场合。尤其是在公共场合发作时易引起大家的注意，病人易形成病态心理，产生严重自卑。二是社会压力：生活在病人周围的人，有意无意地给病人造成心理伤害，社会上的一些歧视也给病人带来精神压力。有的病人也会对家人朋友的过分关心产生自卑感。

④ 悲观：由于抑郁、孤独、自卑，病人受到极大的心理创伤。癫痫是一种慢性疾病，长时间的治疗也会对病人身心造成严重的影响，动摇其战胜疾病的信心，易产生悲观绝望的心理，觉得无法战胜癫痫，十分痛苦。

⑤ 愤怒：癫痫是一种需要长期治疗的疾病，不易坚持，症状常反复，而且社会存在一些对癫痫病人的不公平的歧视，这些都会导致病人产生愤怒。会产生治了这么久都没好，有放弃治疗的想法，应引起我们的注意。

癫痫病人心理治疗包括哪些方面

有的癫痫病人会存在不同程度的心理障碍，对于他们心理问题的治疗主要包括心理评价、心理疏导、认知训练3部分。

① 心理评价：主要是通过一系列测试手段，包括问卷调查、仪器检查等对病人的心理特质作出评价，得到病人现在的心理状态，评估癫痫对于病人心理的影响。

② 心理疏导：就是通过谈话、写作等使病人准确认识自己的心理障碍，把自己的真实想法说出来，面对自己的苦难，缓解他们的压力，寻求治疗方法。

③ 认知训练：是具体的心理治疗，主要手段有：a. 行为治疗：行为治疗的理论基础是条件反射，异常的思维或行为都可以通过学习得以纠正。具体有厌恶疗法、脱敏疗法、奖惩疗法、松弛和生物反馈疗法等。b. 家庭治疗：家庭因素是心理障碍发生的一个重要因素，每个癫痫病人的家庭有责任和义务帮助、支持、关心、爱护病人，细心照料他们的饮食起居，与别人良好沟通，增强他们战胜病魔的勇气和信心。c. 集体心理治疗：对癫痫病人的集体心理治疗可以促进病人之间的相互沟通、相互理解、相互启发和相互帮助，为病人提供一个社交的机会。

癫痫病人的康复治疗适用于所有有心理障碍的癫痫病人，其作用是药物和外科治疗所无法替代的。比如，认知行为康复治疗不仅会给癫痫病人带来躯体与心理的益处，而且还会使癫痫发作次数减少，尤其是对幼儿癫痫、儿童癫痫、青少年癫痫病人的病情控制、身体发育、智力发育、心理发育以及社会适应能力等方面是非常重要的。

癫痫病人应怎样克服自卑心理

癫痫病人要克服自身的自卑心理，首先要消除对癫痫病的误解，了解癫痫的一些基本常识。癫痫本身是一种慢性的脑部疾病，治愈后会和正常人一样，不会影响到正常的生活和工作。目前，癫痫的治愈率较高，现代医疗技术的发展使癫痫的诊断和治疗有了明显的进步。随着新的抗癫痫药物的使用，癫痫控制后很少产生中枢神经系统的不可逆损伤。由癫痫发作产生的智力低下是暂时的、可逆的，把癫痫与智力低下画等号是没有科学依据的。虽然癫痫发作时有类似精神病的症状，但仅是精神运动发作中的个别现象，仅为发作性，发作过后可恢复正常。

其次，癫痫病人必须树立强烈的战胜疾病的信心。在这种信念的支持下，可以把自己的病情告诉自己的亲友、同事、同学，并告诉他们，癫痫只是一种发作性疾病，发作过后与正常人没什么两样。这样，当癫痫发作时能得到他们的帮助，也可获得他们的理解，以消除他们对癫痫的误解。

最后，癫痫病人必须经常参加正常的社交活动，并在交际活动中充分展示自己的才能。这样，不但能使病人增强社会适应能力，而且有利于培养病人的自信心。

倡导把疾病治疗和心理治疗相结合，提高社交意识与能力、改善情感发育和心理健康。同时，把各种癫痫进行精确分型，采取临床路径的方式，制订个性化的诊疗方案。

怎样预防精神智力障碍

癫痫是一种脑部疾患，易影响癫痫病人的精神、智力，引起病人精神智力障碍。癫痫引起病人精神智力障碍的因素很多，主要有：a. 癫痫发作时年龄小，对智力产生损伤。b. 引起癫痫的一些原发病未能得到及时有效治疗。c. 癫痫治疗过程中癫痫发作次数过多。d. 抗癫痫药的不良反应。针对不同病因，预防精神智力障碍，要从多个方面做起。

① 要预防引起癫痫发作的原发病：一些癫痫病人的精神和智能障碍是由于遗传性疾病、代谢性疾病、颅内感染、脑血管疾病等引起的，因此要及早治疗原发病，消除病因。

② 及早有效地控制癫痫发作：是预防癫痫病人发生精神和智能障碍的关键措施，癫痫发作次数越多、病程越长，癫痫病人的精神和智能障碍也越严重。

③ 防止盲目地大剂量联合应用多种药物：现代癫痫治疗强调单一用药。但由于一些癫痫病人治病心切，一些个体诊所迎合病人这种心理，同时追求经济效益，一开始治疗便大剂量地用3~4种抗癫痫药，严重地影响了病人的精神和智能活动。再次劝告病人，一定要到正规医院、诊所寻求合理的治疗方法，并不是开的药越多越有用。

④ 让癫痫病人在工作、学习、生活等方面受到的公正、平等的待遇：纠正社会对癫痫病人的偏见，改善他们在社会中的地位，和正常人一样工作、学习、生活，以改善病人的精神状态。同时，癫痫病人自身也要增强自信心，坦然面对疾病，做到自尊、自爱、自强。

治疗癫痫、预防癫痫病人的精神智力障碍，不仅需要癫痫病人积极配合治疗，还需要癫痫病人家人的关爱，社会的支持。癫痫病人家人应该关注病人病情变化，如果发现有精神、智力方面的异常，需要及时帮助病人调节或者调整治疗方案，预防精神障碍及智力障碍的产生。

癫痫病人应做好哪些心理准备

① 正视现实，充分了解自己。了解自己的病情、治疗阶段等，对自己做出全面的认识，在生活工作中尽量考虑到

自己的具体情况，为自己创造良好的生活工作环境，并做好与疾病长期斗争的思想准备。

② 精神上不要把自己当成病人，诚恳接受别人的帮助，不要产生逆反心理。有的病人把自己封闭起来，这样只会越来越痛苦。

③ 多参加集体活动，培养与他人交往的技巧，打破自己的自卑心理。研究显示，心情舒畅，人际关系良好的病人预后更好。

④ 如果认为在一定的特殊场合中很难控制自己的感情，担心这些场合会引起不良精神刺激，成为发作诱因，应尽量避免接触容易引起自己情绪波动的事情，远离能激发自己情绪波动的场所。

⑤ 对于儿童病人，家长一定要负起责任，帮助他们创建良好的精神生活环境，这样才能保证他们的身心健康，提高疗效。

癫痫病人康复治疗中医学有哪些治疗方法

中医学博大精深，在很早之前就已经认识到了“癫痫”这个疾病，提出了系统的诊疗方案。对于癫痫病人的康复治疗，可以从传统医学中得到很多宝贵的经验。中医学对癫痫病尚无统一的辨证分型标准。总结归纳文献，结合临床实际，癫痫病中医一般可分为 4 个主型：

① 风痰阻闭型癫痫：平素常感眩晕、胸闷、多痰，发作前可有加剧之先兆。发作时突然昏扑，神志不清，四肢抽搐，双目呆滞，口吐涎沫，喉间痰鸣，也可见短暂神志不清，或精神恍惚，无抽搐。舌苔白腻，脉弦滑。

②痰火上扰型癫痫：病人多起病急，突然昏仆，强直抽搐，双目上翻，口吐涎沫，或有吼叫，甚则如狂，醒后头痛如裂。平素情绪急躁，心烦失眠，口干口苦，咯痰不爽，大便秘结。舌质红、苔黄腻，脉弦滑数或洪大。

③痰瘀阻窍型癫痫：多有头部外伤、产伤或脑部感染、脑血管疾病等病史，癫痫发作症状较为固定，或常与月经周期有关，多伴头痛、肢麻等症状。舌质暗紫有淤斑，脉弦而涩。

④正气偏虚型癫痫：病程日久，反复发作。发作时抽搐无力或局部肢体抖动。平素有心悸、健忘、神疲乏力，或神志欠清，智力低下，腰膝酸软，头昏目眩。舌质红少苔，或质淡边有齿印，脉细弱。

针对各分型有不同的治疗方案：

①风痰阻闭型癫痫

作用：涤痰宣窍，熄风止痉。

处方：制南星9克，石菖蒲24克，炙远志6克，竹沥半夏9克，陈皮6克，秣茯苓9克，竹茹9克，生牡蛎（先煎）30克，蝉蜕6克，白附子6克，枳壳9克，钩藤12克。

加减：胸闷痰盛加瓜蒌皮、天浆壳；惊搐加青龙齿、琥珀末、天麻；抽搐甚加蜈蚣、全蝎；伴食滞加焦山楂、六神曲；脾虚加炒白术。

服法：每日1剂，水煎，分2次服。牡蛎、龙齿宜先煎20分钟；钩藤、石菖蒲后入；全蝎、琥珀研末吞服。

常用成方：定痫丸、白金丸、五痫神应丸、风引汤等。

②痰火上扰型癫痫

作用：清肝泻火，豁痰止痫。

处方：青礞石15克，胆南星9克，黄芩9克，龙胆草9克，栀子9克，钩藤12克，天竺黄9克，僵蚕9克，石菖蒲

24克，柴胡9克，生石决30克（先煎），生大黄6克（后入），全蝎3克，炙地龙9克。

加减：热盛者加黄连、石膏；心烦失眠加秫茯神、炒枣仁；抽搐甚者加蜈蚣；肝阳上亢加牡蛎、代赭石；咯痰不爽加海浮石、贝母。

服法：每日1剂，水煎，分2次服。服药后大便泻下较剧者，大黄可减量或不用。

常用成方：礞石滚痰丸、牛黄清心丸、钩藤饮子。

③ 痰瘀阻络型癫痫

作用：活血祛瘀，化痰通络。

处方：黄芪24克，当归12克，赤芍9克，桃仁9克，红花6克，川芎15克，丹参15克，石菖蒲24克，制南星9克，半夏9克，僵蚕9克，地龙9克，天麻9克，全蝎3克（吞）。

加减：痰湿重加海浮石、川贝母；心悸心慌加远志、柏子仁、琥珀末；肾阴虚加紫河车、熟地；兼气虚者加党参、白术，重用黄芪；热盛加黄芩、黄连、栀子，制南星用胆南星。

服法：每日1剂，水煎，分2次服。

④ 正气偏虚型癫痫

作用：益气填精，祛痰定痫。

处方：人参6克，黄精12克，紫河车9克，山萸肉9克，枸杞子9克，秫茯苓9克，石菖蒲15克，半夏9克，陈皮9克，僵蚕9克，蝉蜕6克，益智仁12克，珍珠母30克（先煎），胆南星9克，炙甘草6克。

加减：痰湿重加苍术、厚扑；湿热甚加龙胆草、天竺黄；偏于肝肾不足加龟板、熟地、首乌；偏于心脾气虚加黄芪、当归、白术；肝阳上亢加牡蛎、磁石、代赭石；伴瘀血内停加桃仁、红花、赤芍、川芎；食滞加保和丸。

服法：每日1剂，水煎，分2次服。

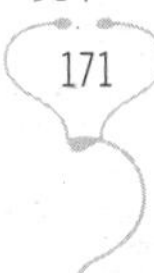

常用成方：河车八味丸、左归丸、金箔镇心丸、大补元煎。

以上中药汤剂应在医生辨证施治的基础处方上应用，切忌认为中药无毒、无不良反应而妄自投药。

中医学还有哪些治疗癫痫方法

1. 针灸

① 体针

取穴：主穴：背三针、鸠尾、筋缩、腰奇、间使、额三针、丰隆。配穴：中脉、照海、神门、关元、三阴交、足三里、太渊、三冲、膻中、血海。

治法：以主穴为主，每次酌情选用 4~6 穴。背上针取 1.8~4.5 厘米芒针循督脉透刺，如神道透阳关、神道透大椎、腰奇透阴关。进针后中等频率（120 次/分）捻转 1 分钟。额三针为双侧眉冲穴沿膀胱经透刺二针，取此连线为底边的等腰三角形，另一顶点沿督脉透针。余穴邪实用泻法，体虚用补法，留针 15 分钟，每日 1 次或隔日 1 次。

② 头针

取穴：癫痫穴、顶中线、额中线、顶旁线、枕上正中线、颞后斜线。癫痫穴位置：风池内 3 厘米上 3 厘米，斜方肌尽头处。

治法：进针后用 G－6805 治疗仪通低频脉冲电 30 分钟，发作严重者可适当延长通电时间。通电以麻感达到前额为好，也可在脑电图病灶部位进行针刺通电。隔日 1 次。

③ 艾灸

取穴：a. 顺序选用。每年小暑至处暑灸治 1 次，连续

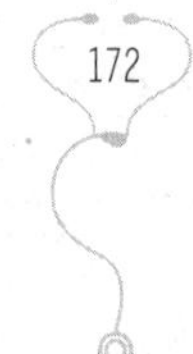

2~3年。穴位局部消毒,用0.2%普鲁卡因局麻百会、大椎、身柱。b. 前顶、神道、筋缩。c. 百会、脊中、腰奇、鸠尾。

治法:上述3组穴位,蒜汁涂抹后艾灸,头部穴位4~5壮,胸背部5~7壮或7~9壮,体弱及儿童酌减。灸后穴位起泡处敷贴药油膏,并服食公鸡、鱼类以促使其化脓。药膏每日一换,至灸疤愈合。

2. 单方验方

① 青阳参

组成:萝摩科植物青阳参根。

用法:煎汤,或制成片剂,每日服300~500毫克。

② 陈石灰丸

组成:用屋顶房壁之陈石灰(越陈越佳)600克,朱砂、硼砂各100克,研末炼蜜为丸,每丸6克。

用法:每日2次,每次2丸,姜汁送下,孕妇忌服。

3. 推拿

操作控制期:a. 双掌分推胸部5~7遍;揉中府、中脘、关元;揉腹部2分钟;重压三阴交、揉压公孙、足三里。b. 拇指压印堂至百会段及枕骨下缘各5分钟;揉百会、风府各2分钟。c. 揉压背部膀胱经5~7分钟;重压肺俞、心俞,拿捏背肌。上法每日1次,做20次为1个疗程。

4. 食疗

钩耳冰醋羹

组成:钩藤、黑木耳、冰糖各120克,食醋500毫升。

用法:将醋先煮沸,入钩藤煎至皮微黑捞出,再放黑木耳、冰糖煮1~2沸即可。早晚各服1次,每次1~2汤匙。

癫痫治疗过程中易犯哪些错误

癫痫的药物治疗是一个长期过程,在这个过程中需要病人与医生的密切沟通和配合,下面列举几个常见的误区。

① 服药几个月症状控制得很好,误认为“我的病已治好”,可以不用再服药了,停药后又复发。要知道癫痫是脑神经元异常放电的结果,异常放电是由于脑组织受到物理、化学因素的损伤而形成。恢复脑组织健康状态需要药物、营养等的缓慢作用,需要时间,绝不是一朝一夕可解决的。服药时,要按医生的要求,不折不扣的执行服药计划。

② 有的病人服药时间很短,症状没有完全得到控制或症状控制不理想,认为此类药物不管事、没效果,放弃了治疗或改服其他药物。这种现象尤其多见于服用中成药的病人。这样做既延误了治疗时间,又造成经济上的浪费。要知道一种药品达到治疗目的取决于下列因素:a.药品的适应证。b.血中药物的有效浓度。c.药物的作用途径。中成药是中药,其作用原理与西药不尽一样,中药作用是调理机体内环境,即熄风定痫、醒脑开窍,达到治疗目的。西药是直接抑制脑神经元异常放电,症状得到控制。服用中成药后机体内要有一个转化过程,这种转化过程既要改变机体内不协调的内环境,也要逐步使血中药物达到有效浓度,需要有一段循序渐进的时间。

③ 服药几个月症状一直平稳,突然有一次发作,病人误认为前段服药是前功尽弃。这也是不正确的认识。药物治疗机制是调理机体内不正常的内环境,既然不发作,表明治疗有效果,但机体内环境仍没有处于正常状态,当外界环

境作用时，偶有发作，也是正常现象。只要继续用药就可以了。

为什么治疗癫痫要有耐心

① 癫痫是复杂的，瞬间发生、瞬间消失，多数病人来诊时并没有发作，自己无法描述病史、家人也描述不清，多数仅记住最铭心刻骨的抽搐、对发作前后有价值的信息没有记忆，病史陈述不清，医生判定无据。

② 癫痫病史重要，但是仅有病史难以细化癫痫分类。癫痫病类似“发热”诊断，是一个由多种原因引起的一组相似临床表现的疾病，分类复杂。只有癫痫专业医生才能细化诊断分类，没有脑电图资料，医生很难判定癫痫类型，更谈不上如何选择抗癫痫药物。

③ 目前，我国最常见的现象是脑电图检查评估的时间过短，没有能够充分记录癫痫发作期脑电图或者发作间期脑电图，也就是脑电图记录并没有充分揭示病情，这样的脑电图记录只能重新检查。另外，医生需要结合自己经验判读脑电图，外院的检查结果是已经滤过的结果，并不能反应脑电图的全貌，需要接诊医生重新检查。

④ 病人的急躁情绪：不少病人来自外地，他们希望上午检查、下午回家，对于癫痫病人的诊断需要长时间记录脑电图不能理解，匆匆忙忙来诊，不能安心检查，没有明确结论就回家，多数时间在路上，检查时间很少，建议大家要有耐心。

⑤ 没开始服用药物就想什么时间停药：癫痫并不全是2~3 年不发病就可以完全停药，是否停药应该检查后听取医生的意见，不能够自己决定。突然停用药物有时是有危

险的，很容易进入癫痫持续状态。

癫痫的诊断和治疗需要一个良好的心态，选择合适的医院和医生，并与其保持联系，出现问题及时解决。

你知道癫痫关爱日是哪一天吗

据世界卫生组织的数据显示，全球约有 5 000 万癫痫病人，其中 4 000 万人在发展中国家。在我国约有 900 万癫痫病人，其中 40％的病人未接受正规治疗，抗癫痫治疗任重道远，需要医生、病人、社会的共同努力。世界卫生组织（WHO）、国际抗癫痫联盟（ILAE）、国际癫痫署（IBE）共同发起开展了“全球抗癫痫运动”，目的是通过提高全球对癫痫的诊断、治疗、预防和社会接受程度来使癫痫病人“走出阴影，战胜偏见”，同时呼吁社会各界向癫痫病人伸出支持和援助之手。

我国将每年 2 月 14 日定为“癫痫关爱日”，目的是普及大众癫痫的知识，消除大众的错误认识，帮助广大癫痫病人。

帮助、支持癫痫病人积极治疗、尽早康复是全社会的事情。病人的家庭、工作单位、学校以及病人周围的人，对病人的生活、精神治疗起着重要作用。要尊重病人的人格，不要有歧视心理和行为。病人本身容易有自卑心理，更应该照顾他们，尊重他们的人格。社会上有些人喜欢在公开场合讨论病人的情况，在背地里说长道短，这是病人最忌讳的。应该伸出友谊之手，在生活工作中照顾他们，让他们感受到社会大家庭的温暖。在一个讲公德、讲人道的社会环境中，病人才能有信心、有勇气面对现实，战胜疾病，承担起自己的社会义务。

挂号费丛书·升级版
总　书　目

1. 专家诊治糖尿病并发症　（内　科）
2. 专家诊治痛风　（内　科）
3. 专家诊治血脂异常　（内　科）
4. 专家诊治过敏性疾病　（内　科）
5. 专家诊治失眠症　（内　科）
6. 专家指导高血压治疗用药　（内　科）
7. 专家诊治冠心病　（心内科）
8. 专家诊治高血压病　（心内科）
9. 专家诊治心肌梗死　（心内科）
10. 专家诊治心律失常　（心内科）
11. 专家诊治心脏疾病　（心胸外科）
12. 专家诊治血管疾病　（心胸外科）
13. 专家诊治消化性溃疡　（消化科）
14. 专家诊治慢性胃炎　（消化科）
15. 专家诊治胃病　（消化科）
16. 专家诊治肠道疾病　（消化科）
17. 专家诊治脂肪肝　（消化科）
18. 专家诊治肝病　（消化科）
19. 专家诊治胆囊炎与胆石症　（消化科）
20. 专家诊治胰腺疾病　（消化科）
21. 专家诊治肥胖症　（内分泌科）
22. 专家诊治甲状腺疾病　（内分泌科）
23. 专家诊治甲状腺功能亢进症　（内分泌科）
24. 专家诊治糖尿病　（内分泌科）
25. 专家诊治更年期综合征　（内分泌科）
26. 专家诊治支气管炎　（呼吸科）
27. 专家诊治支气管哮喘　（呼吸科）
28. 专家诊治肺炎　（呼吸科）
29. 专家诊治肺病　（呼吸科）
30. 专家诊治肺结核病　（呼吸科）
31. 专家诊治打呼噜与睡眠呼吸障碍　（呼吸科）
32. 专家诊治中风　（神经科）
33. 专家诊治老年期痴呆　（神经科）
34. 专家诊治癫痫　（神经科）
35. 专家诊治帕金森病　（神经科）
36. 专家诊治头痛　（神经科）

37. 专家诊治眩晕症　（神经科）

38. 专家诊治肾脏疾病　（肾内科）

39. 专家诊治肾衰竭尿毒症　（肾内科）

40. 专家诊治贫血　（血液科）

41. 专家诊治类风湿关节炎　（风湿科）

42. 专家诊治乙型肝炎　（传染科）

43. 专家诊治下肢血管病　（外　科）

44. 专家诊治痔疮　（外　科）

45. 专家诊治尿石症　（泌尿外科）

46. 专家诊治前列腺疾病　（泌尿外科）

47. 专家诊治乳腺疾病　（乳腺外科）

48. 专家诊治骨质疏松症　（骨　科）

49. 专家诊治颈肩腰腿痛　（骨　科）

50. 专家诊治颈椎病　（骨　科）

51. 专家诊治腰椎间盘突出症　（骨　科）

52. 专家诊治肩周炎　（骨　科）

53. 专家诊治子宫肌瘤　（妇　科）

54. 专家诊治子宫疾病　（妇　科）

55. 专家诊治妇科肿瘤　（妇　科）

56. 专家诊治女性生殖道炎症　（妇　科）

57. 专家诊治月经失调　（妇　科）

58. 专家诊治男科疾病　（男　科）

59. 专家诊治中耳炎　（耳鼻喉科）

60. 专家诊治耳鸣耳聋　（耳鼻喉科）

61. 专家诊治白内障　（眼　科）

62. 专家诊治青光眼　（眼　科）

63. 专家诊治口腔疾病　（口腔科）

64. 专家诊治皮肤病　（皮肤科）

65. 专家诊治皮肤癣与牛皮癣　（皮肤科）

66. 专家诊治“青春痘”　（皮肤科）

67. 专家诊治性病　（皮肤科）

68. 专家诊治抑郁症　（心理科）

69. 专家解读化验报告　（检验科）

70. 专家指导合理用药　（药剂科）